DIÁRIO DE LUCAS

Uma Historia de Superação

MARCELO CORDEIRO

Marcelo Ulisses Souza Cordeiro

ISBN: 1505892678
ISBN-13: 978-1517016906

AGRADECIMENTOS

Agradeço a Deus em primeiro lugar, por ter me proporcionado a imensa felicidade de me dar um fardo que eu tenha tanta satisfação em carregar.

Agradeço também aos meus pais que sempre me incentivaram a estudar, o que me deu a possibilidade de utilizar esta maravilhosa ferramenta: a escrita.

Agradeço, enfim, à minha esposa por ter feito tanto pelos meus filhos, desdobrando-se como mãe, educadora e exemplar companheira.

Marcelo Ulisses Souza Cordeiro

Dedicatória

Dedico esta obra aos meus filhos Bianca, Gabriel, Lucas e Arthur.

"Não comei do alimento que perece, mas daquele que dura para a vida eterna"

Estas palavras contidas no livro do apóstolo Paulo representam o início e a fundamentação de toda a minha família: Cristina minha esposa, Bianca minha filha, Gabriel, Arthur e Lucas meus filhos.

Mensagem aos pais:

Ser pai é ser exemplo, semelhança.

É ser adulto, visionário.

Mesmo velho, ser criança.

Ter coração mole, parecer duro.

É ser um pedacinho do que se quer que o filho seja no futuro.

Marcelo Ulisses

SUMÁRIO

Apresentação06

Capítulo 01

COMO TUDO COMEÇOU **08**

1.1 – A Casa de Dona Eurídice 13

1.2 – A Caminho do Casamento 20

Capítulo 02

O CASAMENTO **23**

2.1 – A Gestação, As Obras e o Parto do Gabriel 26

2.2 – O Nascimento do Gabriel 29

2.3 – A Chegada de Gabriel 36

2.4 – A Casa em Anchieta 38

2.5 – A Vida Começa a Melhorar 43

Capítulo 03

A CHEGADA DE LUCAS **49**

3.1 – Finalmente a Segunda Gestação 49

3.2 – Lucas e Arthur estão sendo Gerados. 51

3.3 – Após o Sexto mês de Gestação...53

Capítulo 04

A Verdadeira Evolução. **57**

4.1 – A Cirurgia e Internação de Lucas 61

4.2 – Clínica São Zacarias – Botafogo..69

4.3 – UFRJ - Esperança. 74

4.4 – ABBR – O Início da Verdadeira Evolução 79

4.5 – Deus nos Usa como Instrumentos.......................................86

Capítulo 05

DIARIO LUCAS91

5.1 – A Energia Complementar. 91

5.2 – As Internações 94

5.3 – Os Primeiros Passos..96

5.4 – As Primeiras Pedaladas 114

5.5 – A Liberação da Fisioterapia 124

5.6 – Começou o ano de 2009..126

5.7 – O Retorno aos Exercícios 138

Mensagem 140

Marcelo Ulisses Souza Cordeiro

PREFÁCIO

Depois de muito lutar para realizar um sonho, Cristina e eu nos casamos. Os percalços do inicio do casamento nos motivavam ainda mais para construirmos nossa família, pois acreditávamos que éramos especiais por nos unirmos através de tão grande amor. Geramos o Gabriel, nosso primeiro filho e três anos depois providenciamos um irmãozinho para ele. Fomos surpreendidos quando presenteados pela providencia divina. Encomendamos um e engravidamos de gêmeos. Nosso plano era chamar o primeiro que nascesse de Arthur e o segundo de Lucas, sem nem mesmo pesquisar o significado dos nomes, apenas por que achávamos bonitos. No dia do

Fizemos uma troca de ultima hora, decidimos, antes da entrada da Cristina para a sala de parto, chamar o Primeiro de Lucas e o segundo de Arthur. Não sabíamos, mas nossos destinos já estavam traçados nos planos de Deus.

Neste ponto começa a nossa grande batalha pela vida de um de nossos filhos. Lucas, o primeiro a nascer, tem mielomeningocéli, uma má formação congênita localizada na coluna vertebral, apelidada de "coluna bífida", que compromete o sistema neurológico com reflexos principalmente na parte motora. Então, no primeiro dia de nascido nosso filho passa por uma cirurgia complicada.

Apresentamos adiante todas as fases de nossa luta pela vida de Lucas, os reflexos em seu irmão gêmeo, Arthur, assim como no restante da família. Nosso principal objetivo é compartilhar com outros pais as experiências e tratamentos que fazem parte do dia-a-dia, não apenas de uma criança, mas de uma **família** especial. Compartilhamos, principalmente os "milagres" que Deus nos deu a satisfação de poder presenciar ao lado de Lucas.

8

Capítulo 01

COMO TUDO COMEÇOU

Meu filho, Gabriel tem 03 anos de idade. Foi concebido no dia 14 de novembro de 1999, exatamente 17 dias depois de meu casamento com sua mãe, Cristina.

O dia do casamento foi muito engraçado, pois havíamos dado entrada em toda a documentação no cartório, com objetivo de casar no civil e no religioso em uma cerimônia no dia 31 de dezembro de 1999, na virada do milênio. Casar-se na virada do milênio seria algo ainda mais inesquecível para todos nós. É claro que inúmeros casais também estavam planejando isto, apesar de rondar a dúvida a respeito das profecias que diziam que o mundo iria acabar na virada para o ano dois mil. Mesmo assim era nosso objetivo, pois o caminho até o casamento era, para nós, um tempo longo e sofrido, pois já havíamos passado por diversas separações, na maior parte dos casos indesejadas. Nosso amor era muito forte, mas o relacionamento cheio de altos e baixos. Nossos temperamentos, antagônicos e marcantes em suas características nos faziam, muitas vezes recuar quando era para avançar e vice versa. Nossas reconciliações nos fortaleciam ainda mais. Não dava para negar que tínhamos que entrar em entendimento. Ceder um pouco era o caminho. Cada um de seu lado. Paciência, menos egoísmo e mais amor. Amor comportamento, não apenas desejo.

Lógico que não foi possível marcar a data para aquela ocasião e, a data mais próxima do final do ano era 28 de outubro de 1999.

Marcamos a data e ficamos no aguardo do louvável dia. Tentávamos organizar uma cerimônia religiosa, mesmo que simples, mas este sonho ficava cada vez mais distante de ser realizado. Nossas contas sempre justas não permitiam nenhum gasto adicional, muito menos economias. Como se não bastasse, meses antes do casamento Cristina, minha futura esposa, perdeu o emprego. A alegação foi contenção de despesas. Não importa. O mais importante é que ficamos ainda mais apertados. Não sei como, eu conseguia comprar mantimentos para o mês e ainda acertar outras contas com apenas quatrocentos e oitenta e oito reais, um pouco mais de duzentos e cinquenta dólares. Lembro-me que na empresa onde trabalhava, meu horário era das oito da manhã até às cinco da tarde. Como era instrutor de treinamento, minha rotina diária não era muito fácil, pois o desgaste físico era grande por causa das aulas práticas. Dava aulas de defesa pessoal das oito da manhã até as doze e depois das treze até às dezesseis horas.

Na empresa, havia uma senhora, muito gentil, que mais tarde se tornaria uma amiga, que era encarregada pelos serviços gerais. Dona Rita era amada por todos os alunos, pois possuía um jeitinho todo especial de tratar as pessoas. Sempre muito carinhosa Tia Rita, como era chamada, encontrava a forma ideal até mesmo para repreender as pessoas. Usando uma linguagem com formato de "puxão de orelhas de mãe" ela conseguia atingir seu objetivo e disciplinar as pessoas sem perder a linha e muito menos magoá-las. Além de dominar a arte do relacionamento humano e ser uma mulher extremamente religiosa, profunda conhecedora da Bíblia sagrada, Tia Rita preparava doces maravilhosos. Alguns bastante exóticos. Em certa ocasião provei um doce de casca de melancia, estranho mas muito saboroso. Achei que tinha visto tudo, quando tia Rita me surpreendeu e declarou que estava experimentando fazer doce de jiló. Isto mesmo, doce de jiló! Apesar de amargar, quando cozido, o jiló na forma de doce ficava maravilhoso!

Diário de Lucas – Uma Historia de Superação

Certa vez os serviços da empresa cresceram significativamente e houve a necessidade de contratação de mais uma pessoa para ajudar na limpeza.

Eu não estava em boa situação. A caminho do altar, tentava juntar dinheiro para os preparativos. Neste momento vislumbrei uma oportunidade de complementar meu salário. Fui ao setor de recursos humanos e conversei com a encarregada, mostrando a ela os benefícios que surgiriam para os dois lados. Finalmente consegui convencê-la que seria excelente para a empresa, a minha contratação, para realizar os serviços de limpeza no período da noite. A proposta era eu trabalhar das oito da manhã até às dezessete horas em minha função original, das dezessete às vinte e duas horas eu ajudaria na limpeza do prédio. Eram cinco salas de aula, dois andares, uma sala no subsolo, cinco banheiros e um pátio de mais de 30 metros de cumprimento por 10 de largura. Não era nada fácil, pois entre outras coisas havia a limpeza das janelas e portas, ventiladores além de ter que lavar diariamente todos os banheiros e varrer e encerar as salas de aula.

No primeiro dia não foi muito difícil, pois eu precisava apenas varrer todas as salas e lavar os banheiros para o início do expediente do dia seguinte. Entretanto percebi que o tempo era pequeno, pois eu iniciava as atividades às dezessete horas, e só terminava as vinte e duas ou um pouco mais.

Em algumas semanas percebi que era muito difícil, por causa do curto espaço de tempo, fazer a limpeza das janelas, ventiladores e forros do telhado. Começaram então, a surgir reclamações. Tia Rita me dizia que certamente eu não daria conta de tudo o que era necessário fazer.

Fiquei nestas duas funções por aproximadamente um mês, mas não pude continuar. Eram muitas as funções para um tempo muito reduzido. Muita coisa ficava por fazer, decidi então voltar a exercer apenas uma função e a ganhar os mesmos quatrocentos e oitenta e oito reais.

Tentava economizar a qualquer custo, mas não de onde tirar.

Em seguida consegui arranjar umas aulas no período da noite, em outra empresa. Era um centro de formação onde eu já havia trabalhado antes. Tranquei matrícula na faculdade para ganhar um pouco mais, trabalhando também no turno da noite. Iniciei as instruções para ganhar, na forma de horas extras, o mesmo valor que eu estava ganhando durante o dia. Entretanto, após um mês de instrução, o gerente simplesmente faltou com sua palavra e me pagou a metade do que havia combinado. Com a maior cara de pau, aquele senhor de mais de cinquenta anos de idade, que eu já conhecia há cinco anos, me falou que eu estava enganado. Como ele era formado em Administração de Empresas e Ciências Contábeis pela PUC — Pontífice Universidade Católica — além de acumular experiência de mais de dez anos como administrador, não acreditei que era um simples erro de cálculo. Demorei a concluir, mas mesmo tarde percebi que o problema daquele senhor era pura falha na formação de seu caráter. Resolvi esquecer o caso e nunca mais retornar ao local, e o fiz.

Não adiantou muito realizar horas extras, pois os ganhos foram baixos, eu vi que não valia a pena ficarmos distantes e ainda parar de estudar para ganhar tão pouco. Tinha que encontrar uma forma não só de casar, mas de mudar um pouco a realidade de minha futura esposa. Suas necessidades eram muito grandes. Ela vivia em uma condição de moradia beirando a subumana. Tinha teto, mas em alguns momentos eu via que teto era tudo o que tinha.

1.1 – A Casa de Dona Eurídice

A data do casamento aproximava-se e, trabalhando nos finais de semana, eu consegui pintar a casa, que já não era lá aquelas coisas, e fazer uns reparos para melhorar a condição de conforto. A casa, na favela da maré, foi construída em altitude quase zero. Era uma palafita na beira da Baía de Guanabara. As casas da maré eram construídas a partir de estacas que eram enterradas na areia da praia servindo como fundação. Sobre esta base de madeira, uma construção muito rudimentar. Eram levantados os barracos, todos de madeira com o piso a dois ou três metros do nível do mar. Pelas frestas do piso dava para ver a água, já poluída pelo esgoto que era derramado *in natura* pelas casas de toda a comunidade.

Com a concretização de planos habitacionais do governo a rua foi aterrada e mais tarde, asfaltada, o que fez com que a casa ficasse quase um metro e meio abaixo do nível da rua. Mesmo assim a situação ainda era muito melhor que nos tempos de infância da minha esposa quando as ruas eram pontes de tábua sobre a água da Baía de Guanabara (A baía da "Cidade Maravilhosa").

A casa ficava abaixo do nível da rua e possuía muitos ratos. Na frente da casa existia uma barraca onde a minha sogra vendia bebidas e alguns quitutes preparados por ela mesma.

Minha sogra, dona Eurídice, perdeu o esposo ainda muito cedo e alimentava quatro filhos em uma "tendinha" (como era chamado um pequeno comércio) onde vendia doces, balas, bebidas e tapioca.

Garra, determinação e desembaraço sobravam naquela mulher.

13

Eurídice, além do gigante coração, era cega de uma das vistas.

Nos momentos em que o bar não se encontrava aberto, dona Eurídice viajava para o CEASA, um centro de abastecimento da região, para pedir os alimentos que amassavam durante o transporte de caminhão. A mãe de Cristina, em outras ocasiões, conseguia frete de caixas de verduras e legumes para distribuir para outras famílias carentes na favela da maré.

Estima-se que vinte por cento dos produtos hortifrutigranjeiros transportados pelas estradas do Brasil, não chegam ao comercio devido ao transporte inadequado. Os alimentos mais sensíveis, que necessitam de proteção para o transporte por estradas esburacadas em caixotes de madeira, acabam chegando ao destino magoados, amassados e desta forma inutilizados para a venda.

Dona Eurídice, que sempre foi uma mulher de fibra, com inteligência interpessoal bem desenvolvida, (Teoria das Inteligências Múltiplas de Gardner) obviamente com alta capacidade de relacionar-se, acabava conquistando a amizade de todo o tipo de pessoa, desde as componentes de altas classes sociais até os menos privilegiados. Com todos estes talentos e virtudes, dona Eurídice conseguia criar seus filhos.

Roberto e filho mais velho de dona Eurídice e irmão de Cristina, aos dezoito anos fora encaminhado à FAB - Força Aérea Brasileira através, de uma solicitação de dona Eurídice a um sobrinho, Lúcio, que era Oficial. O pedido foi feito porque Roberto não poderia ingressar no serviço militar, pois legalmente ele era arrimo de família. Era o único homem da família, já que seu pai era falecido e sua mãe não havia casado novamente.

Sabiamente, dona Eurídice mais uma vez comportou-se como mantenedora da família matriarcal e foi atrás do futuro do seu querido filho. Ela não queria que seu filho tivesse o mesmo destino de seu marido, trabalhando sem carteira assinada, sem garantias profissionais, sem direito a aposentar-se nem mesmo a seguro acidente ou auxílio para os casos de doença. O que ela queria era ver seu filho encaminhado, sem preocupação de demissão por contenção de despesas ou mesmo sem as garantias sociais importantes para todos. Dona Eurídice queria ver seu filho fardado, com no mínimo um emprego que pudesse gerar sobrevivência com dignidade. Com direito a um bom hospital, a uma aposentadoria que não seja miserável, entre outras coisas.

As obras começaram, com dinheiro de trabalhos de cabo eleitoral que essa batalhadora desenvolvia, assim ela começou a levantar a parte da frente da casa. Dona Eurídice era responsável por uma das mais antigas e maiores formas de propaganda existentes no mundo, a propaganda boca-a-boca. Ela saía de porta em porta pedindo votos para o seu candidato. Com muito jeito ela parava na casa das colegas, tomava um cafezinho, juntava a família atraída por suas historias interessantes, e o trabalho estava feito. Conseguia a palavra de todos e partia para uma nova empreitada.

Pelas características da família, formada por três meninas e um rapaz, não foi possível orientar os pedreiros a fazer aquilo que era o ideal, levantar a parte de trás da casa e logo após a parte da frente. Por isto mesmo, a casa possuía uma sala no nível da rua , cozinha na parte de trás um metro e meio abaixo do nível da sala e o quarto construído em cima da cozinha, com um banheiro improvisado. A escada era de madeira e necessitava constantemente de reparos, que na maioria das vezes as pessoas cobravam "os olhos" da cara para consertar.

A casa era muito deficiente, com um cômodo novo, a sala, e os outros muito antigos e cheios de umidade. Um fogão novo acabava-se na metade do tempo que durava em uma casa normal. A luta era muito grande. Para caminhar da sala ao quarto, se realizava uma viagem através de um labirinto de escadas. Imaginem entrar em uma casa pela porta da sala, visualizar ao fundo a porta da cozinha, nesta porta um lance de escadas com seis degraus para baixo, descendo, se chega à cozinha com a pia à frente e uma porta à direita. Quando se está na porta da cozinha, visualiza-se à esquerda o tanque e de frente para o tanque a entrada em um beco com uma privada ao fundo que era o banheiro. Retornando à porta da cozinha, com o tanque à esquerda, visualiza-se à frente uma escada de madeira que dá acesso ao quarto, localizado acima da cozinha. Era um labirinto, úmido e escuro.

Dona Eurídice e Cristina tomavam banho no beco, de frente para o tanque, recebendo o vento frio que vinha da porta do quarto.

Quando passei a freqüentar a casa, encontrei uma situação de perfeita "falta da presença masculina". Os vizinhos estavam acostumados com duas mulheres chefiando a casa — pois quando conheci Cristina, apenas ela e a mãe moravam lá — e não pediam permissão para entrar quando elas estavam fora. Quando caía uma pipa no quintal, os rapazes entravam e só depois avisavam. Quando dona Eurídice precisava de algo, pedia aos rapazes da rua e pagavam cinco reais. Tudo o que precisavam tinham que pagar para terceiros fazerem ou então ficava pendente. E muitas coisas estavam pendentes. Na sala, o corte na laje onde seria construída uma escada de acesso ao futuro segundo andar, deixava a sala completamente molhada em dias chuvosos. As instalações elétricas que apresentavam pane não eram reconstituídas e certos pontos de energia não funcionavam. Eram muitas as deficiências.

16

Antes de entrar na casa consegui consertar o buraco da escada montando um telhado, que impedia da sala inundar em dias de chuva. Logo depois de minha entrada consegui instalar um chuveiro quente que minha esposa nunca teve, consegui também colocar um ventilador no teto da sala e consertar a instalação elétrica. Tudo com muito esforço, mas cada novo passo era uma vitória. Estava preparando terreno para nos casarmos.

Nem tudo era ruim, pois haviam coisas engraçadas também. Eu não conhecia como era morar em uma favela, então achava muito engraçado como as pessoas se comportavam. Como a porta era de frente para a calçada e a rua, as colegas de dona Eurídice chegavam à porta da casa e encontravam muitas vezes a porta fechada. Um comportamento normal é você bater à porta e chamar a pessoa. Mas era muito engraçado, para não dizer triste, pois quando as pessoas encontravam a porta fechada, abriam as cortinas com as mão, colocando imediatamente a cabeça para dentro da sala chamando a colega. Se alguém estivesse assistindo a um filme, era certo de tomar um susto. Se tivesse de peça íntima, certamente passaria vergonha.

Logo pela manhã havia um despertador humano, "o peixeiro", um senhor que passava às seis horas da manhã, empurrando um carrinho de mão cheio de peixes gritando —"peixeeeeiiiro"... tem sardinha ...tem cavalinha....tem camarão.... tem anchova....peixeeeeiiiro. Isto era só mais um detalhe. Mais ou menos às dez horas da manhã passava o caminhão do lixo, então o serralheiro que morava na casa em frente, imediatamente lançava um brado: — Olha o Liiiiiiiixo cambada de coooorno!!!

Ainda não acabou, pois o dia continuava com ao meio dia a passagem do rapazinho vendedor de desinfetante fabricado em casa, coloridos de amarelo , cor de uva ou rosa e acondicionados em garrafas PET. Lá pelas treze horas passava o vendedor de panelas e tapetes. Aqueles que compram panelas a dez reais e vendem a cinquenta com pagamento parcelado, por semana, em até cinco vezes. Continuando o dia passa o carro do ferro velho, que troca garrafa por pintinho e troca ferro velho por picolé, até que o dia terminava com o carro da tapioca. Dava para marcar os horários através dos vendedores, o que não dava mesmo era para tirar uma soneca por quatro horas seguidas.

Meu plano de casar com Cristina não incluía morar neste lugar divertido, mas muito agitado.

1.2 – A Caminho do Casamento

Nossos planos, em principio, eram de construir um quarto com banheiro encima da sala da casa da minha sogra, pois era a parte que suportava outro cômodo. Comecei a comprar o material e por causa de todas estas intenções e contas de materiais de construção, não pudemos fazer a festa de casamento.

Antes de casarmos fomos a um shopping e fizemos a compra de um vestido para Cristina e uma camisa de manga curta para mim. Estava pronta a roupa de casamento. Fomos tomados por uma felicidade muito grande, pois era o nosso primeiro passo rumo à vida a dois. Agora faltava menos do que antes e ficava cada vez mais difícil acontecer uma separação. Nosso medo de separação era muito grande porque não foram poucos os problemas que tentaram nos separar na fase de namoro. Contávamos os dias, as horas e os minutos para o momento do casamento.

No dia 28 de outubro de 1999 acordamos ansiosos e duros. É, duro de verdade, tínhamos o dinheiro da passagem de ida e volta e um medo muito grande dos nossos padrinhos nos convidarem para fazer um lanche. Os padrinhos eram meu irmão, a pessoa mais próxima a mim naquela situação, e dona Rosa, a senhora que acolheu minha esposa como amiga de sua filha. Dona Rosa serviu de norteador do comportamento de Cristina. Dezenas de histórias de passeios, banhos de mar, piqueniques e cessões de cinema foram contadas por Cristina, sempre se referindo a dona Rosa como uma pessoa muito especial. Acredito que a presença da dona Rosa foi crucial para a formação do caráter de Cristina, pois segundo ela, quando era criança ficava na maior parte do dia brincando em sua casa. Quando a conheci, já com seus vinte e quatro anos, ela ainda passava muitas horas conversando na casa de sua amiga.

Quando conheci dona Rosa foi muito engraçado. Estava namorando a Cristina há alguns meses, entretanto ela não queria que eu fosse à sua casa de forma alguma. Estava intrigado com aquilo, pois o que eu sabia, era que ela morava na Favela da Maré. Sabia o nome da rua, o número da casa e sabia também que sua casa era bastante velha. Mesmo assim eu ficava com a pulga atrás da orelha.

Certo dia decidi conhecer onde Cristina morava.

Comecei a pesquisar no mapa rodoviário, mas a rua onde Cristina morava não constava por ser rua de um conjunto habitacional, inicialmente identificada apenas por letras ou números como rua "B", rua "02", etc. Mesmo assim eu, com o mapa nas mãos, peguei o ônibus, desci na Avenida Brasil, subi a rua principal e perguntei onde ficava a tal rua. Perguntei, para não levantar suspeitas, a um senhor com idade avançada, pois eu trabalhava em uma empresa de segurança e a favela era dominada pelo tráfico de drogas, que uma vez ou outra confundia profissionais do segmento privado de segurança com policiais. Assim quando descia rua onde Cristina morava encontrei a primeira dificuldade: As casas não possuíam números nas paredes. Por sorte parei no primeiro bar que eu encontrei, e perguntei a um dos homens onde morava Dona Rosa. Logo o homem apontou o dedo para o segundo andar de um prédio em frente ao bar e me mostrou. A casa de dona Rosa ficava em frente ao bar onde parei!

Cheguei á frente da casa e chamei a dona Rosa. Logo ela apareceu no alto da escada e eu não consegui falar uma só palavra. Eu que era gago, naquele momento demorei pelo menos dez minutos para explicar que eu era um amigo da Cristina e gostaria de saber onde ela morava. Dona Rosa me recebeu muito bem, e logo me chamou para apreciar a casa da Cristina pela janela. Percebi na janela um gato, muito bonito, com pelagem preta e branca. Podia perceber, pela grade da porta, o chão de cimento tipo "vermelhão", aquele cimentado liso feito com pó xadrez vermelho, que tudo estava extremamente limpo! O piso estava brilhando como um espelho.

Após aquele dia fiquei muito feliz. Acordei leve como se tivesse tirado um peso de mais de cem quilos de minha consciência. Estava desconfiado, e vi que Cristina na realidade estava com vergonha do local e da casa velha.

CAPÍTULO 02

O Casamento.

Partimos para o casamento, ou pelo menos para a fila do cartório que não era pequena. Pelo menos uns cinco casais estavam se casando no mesmo dia, mas a individualidade era respeitada, só entravam pessoa relativas a um casamento por vez. Estavam presentes os noivos, eu e Cristina, minha mãe, a mãe de Cristina e os padrinhos, meu irmão Marco e dona Rosa, Adriano e Bianca, futuros padrinhos do Gabriel, nosso primeiro filho.

Fomos chamados para o interior da sala e lá estava a juíza. A sua frente estava o livro onde assinamos a nossa união. Foi um momento muito importante para nós.

Na volta do cartório, já casados, descemos do ônibus em Bonsucesso e fomos andando até a casa de minha sogra na favela da maré. A distância era grande, mas não tinha jeito. Não tínhamos dinheiro nem mesmo para comprar um frango assado. Em compensação tínhamos unidade. Éramos um só. Mas isto não bastava, pois logo viria a vontade de sermos três. Minha mãe ajudou e fez um macarrão maravilhoso. Estava bem disposta e parecia contente por me ver casado. Fazia um esforço tremendo para nos agradar e sentir-se á vontade.

Aquele dia ficou na historia, pois eu me sentia como num sonho. Não parecia verdade. É claro que existiam uns probleminhas como acontece na vida de todo mundo, mas mesmo assim era incrível.

No outro dia já pensava em algo mais. É normal o ser humano querer cada vez mais, mas eu não estava preparado para aquele sentimento.

Entretanto tudo o que eu podia era sentir, porque a lua de mel não foi possível, pois minha esposa, que desde a infância dormia na mesma cama de minha sogra, com 70 anos de idade, não se sentia segura em abandonar a mãe dormindo só para ficar com seu esposo.

Então na primeira noite não teve lua de mel, pois eu dormi em um colchonete, no chão da sala, e Cristina dormiu mais uma noite ao lado de sua mãe. Contando ninguém acredita, mas foram muitas as semanas que tivemos que dormir separados porque minha sogra passava mal e não conseguia dormir sem a filha.

Realmente a relação entre as duas era e ainda é muito estreita. Cristina e sua mãe não passam um único dia sem se falar.

Quando acontece algum problema, um caso de doença ou coisa parecida uma sente o que está acontecendo com a outra. Outro dia Cristina não parava de falar que havia sonhado com sua mãe. Logo depois disse que estava preocupada com ela porque sempre quando tem estes sonhos alguma coisa acontece. Dito e feito. Naquele dia dona Eurídice caiu, sentiu-se mal e foi levada ao médico. A ligação entre as duas é muito forte. O mais legal é que Cristina é filha de criação de dona Eurídice. Não existe entre as duas, laço consangüíneo. Entretanto a ligação extrasensorial é uma realidade.

Depois de muita luta, Cristina começou a se desvencilhar das noites de sono com sua mãe.

Após o jantar eu normalmente arrumava a cama, na sala, lá pelas vinte e três e trinta, deitava e ficava aguardando Cristina. As horas passavam e eu via chegar uma ou duas horas da manhã. Dona Eurídice pegava no sono e Cristina saía devagarzinho, sem que ela percebesse. Quando ela chegava era muito bom. Dormíamos aproximadamente cinco horas juntos. Assim quando amanhecia o sol entrava pela janela e nos acordava. Mesmo assim era bom demais.

Os dias de casado foram passando e já estávamos casados há quinze dias. A vontade de termos um filho juntos era maior que antes. Sabíamos das despesas e responsabilidades. Não poderíamos titubear. Eu não via problemas, pois aprendi que onde come um, comem dois. Minha avó dizia constantemente, nos meus difíceis tempos de infância, que "pouco com Deus é muito e muito sem Deus é nada". Acredito nisto. Queria ter meu filho com a mulher que eu amava. Então no dia quatorze de novembro de mil novecentos e noventa e nove fizemos o Gabriel. Claro que no outro dia não tínhamos a certeza de que o Gabriel havia sido concebido, entretanto olhei para Cristina e vi que alguma coisa estava diferente. Durante o dia ela apresentou um comportamento levemente diferente. Se eu não a amasse tanto não teria observado tanto e certamente não teria percebido. Então olhei para Cristina e falei o seguinte.

— Cristina, você está grávida.

— Que grávida o quê. Respondeu ela.

— Está grávida sim e te digo ainda mais! Vai ser menino!

Então Cristina riu na minha cara e eu não liguei porque geralmente quando sinto estas coisas eu acerto. Acredito que são sinais de Deus e já tive inúmeras provas que Ele opera na minha vida.

2.1 – A Gestação, As Obras e o Parto do Gabriel.

Começamos as obras.

A construção do quarto encima da sala de minha sogra era muito difícil, pois todo o material tinha que subir na corda, além do mais era comprado no maior sufoco. Em alguns domingos eu trabalhava, ganhava quarenta reais e partia para a loja de ferragens. No outro domingo eu ficava trabalhando na obra. Quando saía do serviço, ia para casa na intenção de dar continuidade à obra.

Lembro bem de certo dia, antes do casamento, quando assentei os primeiros tijolos. Ao final do dia de trabalho eu tomei um banho e fui para o ponto de ônibus esperar a Cristina, porque estava de férias e ela estava trabalhando. Nesta época ainda não estávamos casados. Faltavam poucos dias para o casamento. Quando descemos a ladeira, minha noiva olhou para a laje, viu a meia parede levantada e começou a chorar. Imagino o filme que passou em sua mente. Todos os seus sacrifícios, e a falta de esperanças de mudança dos últimos anos.

Era o início de uma nova etapa na vida, o que emocionava Cristina.

As obras avançavam e a barriga de Cristina também. Sabíamos que fazer o pré-natal em hospital público era muito difícil, entretanto eu não tinha dinheiro para pagar uma clínica particular. Plano de saúde não dava, pois meu salário não permitia. Cristina comentava comigo que o parto de uma amiga havia sido realizado em uma clinica particular porque o plano de saúde dela cobria pequenas cirurgias. Era uma situação muito legal, pois a hora e o dia do parto foram agendados e obedecidos, pois fora marcado uma cesariana. No dia do parto, o pai acompanhou tudo, podendo até filmar. É extraordinário estar ao lado de sua esposa no momento do nascimento do seu filho. É uma situação de união até nas ultimas circunstâncias e, desta forma, as mulheres que costumam sentir-se tão solitárias a caminho da sala de cirurgia, acabam tendo a oportunidade de serem confortadas neste momento tão difícil e tão bonito.

Soube que em Nilópolis, município vizinho ao Rio de Janeiro, havia uma clinica que oferecia um plano popular. Eram realizadas consultas por um preço muito baixo, o que dava oportunidade a mães de famílias menos favorecidas fazerem o pré-natal com a oportunidade de uma vaga no disputado hospital, que possuía convênio com o SUS – Sistema Único de Saúde.

Fui logo no outro dia procurar iniciar o pré-natal de Cristina. Peguei uma dispensa no serviço e fomos juntos. Até os seis meses de gravidez fizemos poucas consultas, pois só podíamos realizar aquelas que eram imprescindíveis.

Lembro-me de um acontecimento interessante.

Fomos ao hospital para uma consulta de rotina. Chegando à sala de espera percebemos que sairíamos dali muito tarde, pois o número de mães que esperavam o atendimento era surpreendente. Mais de vinte mulheres grávidas. Com dois meses, com seis, com nove, problemáticas, sem problemas, velhas, novas, feias, bonitas, falantes, quietas, existiam todos os tipos de grávidas que se pudesse imaginar. Um dos temas abordados durante aquele confuso bate-papo, era a perícia do Doutor John. Este médico era muito experiente, pois possuía mais de vinte anos d profissão, e era muito elogiado pelas mães. Em certo momento uma das mães fez um comentário que me chamou a atenção.

— Ele vai falar o sexo do bebê!

Minha esposa então perguntou:

— Vai falar o sexo do bebê, como?

— olhando o resultado da *ultra-som*, não é ?

A moça respondeu então:

— Não. Simplesmente ele vai olhar para a barriga e vai dizer o sexo do bebê.

Abismada Cristina perguntou?

— Ah! Não é possível. Só pode ser chute!

Então a moça replicou:

— Chute não porque ele acertou com a minha colega e com minha prima também. Não sei como ele faz, só sei que ele acerta mesmo!

Apesar de não termos acreditado muito, esperamos até a hora da consulta.

Quando entramos no consultório, doutor John fez as perguntas como é de praxe e pediu que minha esposa se deitasse com a barriga completamente à mostra. Enquanto ele passava o gel para ouvir o coração do bebê, ele apreciou o ventre de minha esposa, observou a linha de pêlos que se formou logo abaixo do umbigo e disse:

— Você quer menino ou menina?

Minha esposa respondeu:

— Para mim tanto faz doutor. O que me importa é que nasça com saúde!

Então doutor John respondeu:

— Então se preparem para receber um menino!

Fiquei impressionado, mas como ele demonstrava ser um homem muito simples e alegre, não acreditei muito.

2.2 – O Nascimento do Gabriel

Alguns meses após a consulta com o doutor John, soubemos que ele havia falecido de infarto do miocárdio. Nesta ocasião havíamos retornado à clínica para nos certificarmos sobre a realização do parto, pois eles possuíam convênio com o SUS para a realização de certas cirurgias. Recebemos então a notícia que, se corresse tudo bem e a mãe chegasse prestes a dar à luz ao bebê, então eles não recusariam o paciente. Ficamos um pouco escabreados mas permanecemos no objetivo de realizar o parto naquele local. Não tínhamos outra alternativa. Nossas opções eram aguardar a Cristina entrar em trabalho de parto e sair procurando uma maternidade, ou então conduzi-la àquele hospital.

No dia 28 de julho de 2000 fui me deitar com certa tranqüilidade, pois a Cristina, apesar de estar no nono mês de gestação, fazia de tudo! Limpava a casa, lavava o banheiro, andava por todos os lugares, subia e descia do ônibus sem precisar de muita ajuda. Foi muito forte durante toda a gestação.

Dia 29 de Julho de 2000 (Sábado).

No outro dia, lá pelas sete horas da manhã, Cristina me diz que estava sentido algo estranho, uma cólica que ela não lembrava ter sentido antes. Por via das dúvidas, nos arrumamos e fomos para o ponto de ônibus, na Avenida Brasil. Podíamos pegar dois ônibus fazendo baldeação em Madureira, seria mais rápido, pois aos sábados e domingos o número de carros circulando por linha de ônibus é muito

27

menor. Apesar de tudo resolvemos pegar um único ônibus para não sacrificar muito a Cristina, que sentia as dores apertando a cada hora. Conversávamos sobre a criança, sobre vagas no hospital, pois nosso medo era que poderia não haver vagas. Ficamos mais de uma hora no ponto até a chegada do ônibus.

Depois de algum tempo chegamos à maternidade e tivemos uma triste notícia, não haviam vagas. O médico pediatra tinha faltado. Pois sua mãe havia falecido no dia anterior. Como toda criança que nasce deve ser avaliada pelo pediatra, que acompanha o parto, não foi possível.

Naquele momento quase nos desesperamos. Tentamos falar com outras pessoas, pois minha esposa já estava sentindo dores mais fortes, mas não adiantou. Minha vontade era entrar no hospital, chutar porta e exigir que minha esposa fosse atendida, mas não adiantaria. O principal culpado não seria punido. Eu não podia responsabilizar o pessoal que estava de plantão pela falta de estrutura do hospital, com escassez de pessoal. Noutro momento pensei em chamar a viatura da polícia e formalizar uma queixa. Mas esta atitude não iria agilizar o tratamento de minha esposa. Fiquei com uma única saída, pois lembrei que do outro lado do mesmo bairro, a uns cinco minutos de carro, funcionava uma clínica que possuía convênio com o SUS e atendia á parte de obstetrícia, entretanto eu não possuía dinheiro para pagar um táxi. Falei então com minha esposa e ela imediatamente se colocou à disposição para ir andando. Meu coração doeu, lamentando toda a minha incompetência profissional. Não possuir alguns pouco reais para pagar uma viagem de cinco minutos de táxi! Era muita incompetência! Ao mesmo tempo me sentia impotente, pois eu não tinha outra alternativa, senão levar minha esposa andando por um percurso difícil com uma pequena ladeira de subida e outra de descida, numa viagem que duraria cinco minutos de carros e, certamente, a pé, seria muito doloroso, pois duraria meia hora.

Assim fiz. Fui apoiando minha esposa pela cintura pelo caminho.

Quando estávamos mais ou menos no meio do caminho, após dez minutos de caminhada, em cima de um viaduto que atravessa uma linha férrea, um bendito motorista percebeu o sufoco e nos ofereceu uma carona. Foi a glória !

Ch
egamos à clínica. Deixei minha esposa sentada na recepção, com muitas dores e fui ao balcão perguntar por vagas quando, antes mesmo que eu falasse a senhora da recepção me disse:

— Meu filho, não temos vagas!

Indignado, perguntei:

— O que foi que a senhora disse!

Então a senhora respondeu:

— Pai ! Você vai ter que levar a sua esposa para outro hospital, pois não temos vagas. Por quê você não leva ela para o Hospital Escola de Mesquita?

Mesmo com muita raiva eu não tinha outra saída. Falei com a Cristina e fomos até a rodoviária para pegar uma condução.

No ônibus percebi o quanto minha esposa era forte. Ela já estava desde as cinco horas da manha em trabalho de parto. Naquela altura, já eram quatro horas da tarde. O ônibus balançava muito, pois além dos quebra-molas a rua era muito mal pavimentada e possuía muitos buracos. A cada buraco, a cada curva eu olhava para o rosto da Cristina e percebia o quanto de pressão e dor ela estava suportando. Ela não reclamava nem uma só vez, mas a cada balançada seu rosto se contraía numa face de quem sentia muita dor.

Depois de muito sofrimento em quarenta minutos de viagem de ônibus que mais pareciam quarenta horas, chegamos ao hospital.

Cristina foi conduzida à sala de exames enquanto eu fazia a sua ficha.

Enquanto eu ficava do lado de fora meio que desesperado, ansioso sem saber o que estava acontecendo, Cristina aguardava em uma sala a presença de um médico para examiná-la. Desta vez, ela já esta com outra roupa e tudo indicava que não haveria problemas. Após a chegada do médico recebi a mensagem da Cristina, que caminhando me deu a notícia que ficaria internada pois já estava com quatro de dilatação. Neste momento fiquei extremamente aliviado, subindo um forte arrepio dos pés até a cabeça, tirando um grande peso das minhas costas.

Tenho consciência que se tivéssemos demorado um pouco mais, meu filho teria nascido no meio da rua e talvez minha esposa tivesse falecido. Não foi fácil, mas até aquele momento, as tarefas estavam encerradas, agora só me restava esperar alguma notícia.

Aguardei por aproximadamente quarenta minutos e em seguida fui para a casa da minha mãe localizada no município vizinho. Não aguentei a ansiedade e liguei para o hospital, quando foi informado que minha esposa tinha sido encaminhada para sala de parto.

No outro dia, logo pela manhã, fui ao centro de Nilópolis para comprar flores e jornal, pois já havia recebido a notícia do nascimento do meu filho, Gabriel. Logo após peguei um ônibus e fui direto para o hospital, onde entreguei as flores e o jornal. Não fui liberado par subir, pois a visita só aconteceria na parte da tarde, então pedi à recepcionista que entregasse o material para Cristina. Mais tarde fiquei sabendo que ela ficou muito feliz ao receber as flores e o jornal, comentando até que nenhuma outra mãe, naquela enfermaria com doze mulheres havia recebido o mesmo.

Saí da recepção louco para ver minha esposa e meu filho. Não aguentaria ficar esperando até quatro horas da tarde. Então caminhei em volta do prédio, que possuía apenas três andares com janelas grandes e largas e venezianas de alumínio protegendo. Após a primeira volta, quando retornei para a portaria, resolvi parar enfrente às primeiras janelas à direita da recepção. Olhei par o segundo andar e ouvi aquela voz lá longe. Era Cristina. Ela estava linda! Sua pele bem clara parecia estar limpa como nunca. Seus cabelos encaracolados brilhavam de longe. Parecia estar iluminada! Em seu colo estava Gabriel, visivelmente com bracinhos e perninhas compriiiiidos ... Mesmo daquela distancia, aproximadamente trinta metros, pude perceber sua pele bem branquinha, como a mãe, e suas mão magrinhas muito enrugadas, como as minhas. Mais tarde pude constatar o quanto suas mãos eram parecidas com as minhas. Parecia a minha mão em miniatura. Fui tomado por uma felicidade muito grande.

Algumas pessoas dizem que sentiram a mesma emoção no nascimento de todos os filhos. Eu que já possuía uma filha, Bianca, naquele momento pude perceber que não é bem assim. Cada filho nos traz uma emoção diferente, toda particular. Não é simplesmente a emoção de ser pai mais uma vez. È a emoção de ter sido agraciado mais uma vez pelo maior milagre de Deus. A dádiva do nascimento.

O nascimento de um filho é um momento muito especial. Quando você tem o primeiro filho, parece que a partir daí todas as crianças do mundo são seus filhos também. Você se comove e chora no momento que vê qualquer criança sobre a face da terra passando por dificuldades. Reconheço que não só é um período d vida importante para que cresce e se desenvolve, mas também para quem acompanha este crescimento. É um aprendizado completo, da mais completa interação. Quem acompanha o crescimento e evolução de uma criança vive um momento diferente a cada dia, a cada hora, a cada minuto.

Agora eu era pai também de um filho homem. Minha responsabilidade triplicou.

2.3 – A Chegada de Gabriel

Como eu não possuía carro — aliás minha carteira de habilitação ainda estava sendo tirada — não pude pegar meu filho e minha esposa então solicitei ao meu pai para realizar esta tarefa. Os médicos haviam informado que Cristina seria liberada às onze horas da manhã, então marquei com o meu pai e nos encontramos em Anchieta, logo em seguida fomos ao hospital que ficava em Mesquita, município vizinho do Rio de Janeiro, parte da baixada fluminense.

Chegamos à maternidade às dez horas da manhã e estacionamos o carro na lateral do prédio onde outros carros ficavam estacionados. A portaria da maternidade fazia frente para a rua principal, onde passavam diversos ônibus e onde também existia um pequeno comércio. Na lateral esquerda existia uma rua que dava caminho para uma favela, do outro lado haviam outras casas e lojas.

Ficamos dentro do carro conversando. Meu pai me ouvia falar sem parar. Falávamos sobre o serviço, sobre a possibilidade de eu voltar à faculdade, entre outras coisas. Em certo momento, lá pelas quatorze horas meu pai me disse para eu ficar atento a dois rapazes que estavam se aproximando pela traseira do veículo, indo na direção da rua principal. Segundo ele os rapazes haviam passado para o interior da favela minutos antes, sem camisa e estariam retornando com boné e roupas de mangas compridas. Fiquei abismado pois eu havia falado sobre vários assuntos, com a participação do meu pai em todos eles e mesmo assim ele havia percebido todos os movimentos da rua, as pessoas que passavam, sua apresentação pessoal entre outros pontos da suspeição. Fiquei admirado com seu preparo, mesmo sabendo que não era novidade este comportamento, pois meu pai foi militar durante pelo menos nove anos serviu à brigada pára-quedista. Estes nove anos se passaram justamente durante um período muito estressante da história do Brasil, o período de 1964 até 1973.

Por volta das dezoito horas a Cristina foi liberada. Neste momento já estávamos exaustos, pois esperávamos desde às dez e meia imaginando sua liberação às onze horas.

Fomos até Bonsucesso, que ficava a uns cinquenta quilômetros de distância.

A rua que dá acesso à nossa casa é uma ladeira que proporciona a visão da porta da casa. Assim quando entramos na rua vimos uma sena muito engraçada. Percebemos a movimentação das pessoas em direção à casa da Cristina. Parecia que todas as pessoas convergiam para o mesmo local, a nossa casa. Descendo a ladeira, de dentro do carro ouvi uma moça falando assim:

— Corre pessoal... É a Cristina !

Foi surpreendente, parecia que todo o bairro estava correndo para a casa da Cristina. Estava imaginando o que se passava pela cabeça das pessoas. Dar as boas vindas para uma amiga era muito importante. Ver o nenenzinho que ela trazia nos braços também, mas certamente todas aquelas pessoas nem perceberam que estava chegando um recém nascido. A alegria chegava a superar a discrição. O calor existente no olhar daquelas pessoas era indescritível.

2.4 – A Casa em Anchieta

Morando ainda em Bonsucesso percebi que o local da Baixa do Sapateiro onde morávamos era um lugar estratégico, pois dava a oportunidade de visualização das diferentes entradas da favela para o trafico de drogas. Apesar disto, segundo Dona Eurídice e Cristina, nunca existiu ali naquela rua uma só boca de fumo (local de venda de drogas). Nunca foram vendidas drogas naquele local. Achei estranho porque normalmente os traficantes procuram pontos estratégicos da favela para a colocação de soldados ou vigias. É claro que de vez em quando ouvíamos os tiros que eram realizados na rua de traz. Atrás de nosso quarteirão havia uma pracinha que fazia fronteira com a favela Nova Holanda. Morávamos no pé do morro do Timbau numa área baixa onde dizem os mais antigos havia um senhor que era sapateiro. Outros dizem que havia um mangue naquele local — o que é verdade, pois ali a comunidade cresceu sobre a praia, encima de palafitas — e que eram encontradas plantas com o nome que foi dado à localidade. Acima e à nossa frente ficava então o morro. Neste morro havia uma facção criminosa inimiga da outra que ocupava a favela Nova Holanda. A Baixa do Sapateiro ficava no meio e eram inúmeras as noites em que ouvíamos três ou quatro horas de tiroteio entre o morro e a Nova Holanda. Por incrível que pareça, no outro dia não sabíamos de mortos ou feridos. Quando surgiam feridos eram moradores atingidos dentro

34

de suas casas por balas perdidas. Também podíamos presenciar a fuga dos traficantes por nossa rua e percebíamos que alguns deles mal suportavam o peso de suas armas. Fugiam em bandos, sem nenhuma técnica ou posicionamento tático. Eles apresentavam em seus olhos apenas o medo de serem pegos pela polícia.

Presenciando toda esta situação de violência e desgraça, eu tentava a todo momento encontrar uma forma de sair daquele local. Não havia preconceitos, pois eu fazia parte daquilo. Era um morador da favela da maré. Conhecia as pessoas, que na maioria eram vítimas de um misto de ingenuidade, comodismo e necessidade. Não eram raras as famílias que possuíam filhos ou primos que se bandiaram para a vida do crime. Em outros casos eram encontradas famílias que possuíam parentes atingidos por tiros.

Apesar de todas estas características muito ruins, a comunidade era aconchegante. Todos certamente se sentiam unidos e de certa forma protegidos pela solidariedade dos vizinhos. Todos compartilhavam de momentos de medo, de momentos de dor ou de dúvida e isto unia ainda mais as pessoas. Você pode encontrar grandes amigos nos momentos mais difíceis de sua vida. Se duas pessoas compartilharem momentos de risco de vida ou extrema dificuldade elas tendem a se unir e selarem amizades duradouras. Imaginemos sua vizinhança. Você tem vizinhos que não simpatiza muito. Você procura evitar seu olhar porque não faz a mínima questão de ter amizade por ele. Em certas ocasiões você o detesta, não vai com a cara dele, ele é insuportável. Certa feita você faz uma viagem para um local desconhecido, para outro estado, para uma cidade completamente estranha. Você não tem pessoas próximas e não conhece ninguém nessa cidade. Não fez amigos e está há pelo menos dois meses trabalhando e folgando apenas aos domingos, quando você sai para passear pela cidade com lojas fechadas e ruas desertas. Passeando em uma praça você vê ao longe alguém parecido com aquele vizinho antipático. Você aperta os olhos para enxergar melhor, achando estar enganado e confirma é ele mesmo. Neste momento seu peito se enche de emoção e você o vê como se fosse uma pessoa muito querida. Imediatamente você pensa: — não acredito, você por aqui... quem diria! E não é mentira ou fingimento o que você pensa e sente. Aquela que você vê agora como se fosse alguém muito próximo é realmente alguém próximo. Ele simplesmente é a pessoa mais próxima entre todas aquelas que você está vendo.

Percebendo que eu não poderia negligenciar os riscos que existiam em morar naquela localidade, decidi planejar minha mudança. Surgiu uma oportunidade de fazer um acordo na empresa onde eu trabalhava. Neste acordo eu teria direito a receber aproximadamente quatro mil reais. Neste acordo eu ficaria sem carteira assinada durante três meses. Após este tempo eu seria oficialmente readmitido.

Peguei este montante e comecei a procurar uma casa em Anchieta. Por sorte encontrei uma casa de posse que estava com a documentação enrolada. A casa era herança e os herdeiros venderam as casas sem desmembrar as cinco casas do terreno.

Conversamos com os donos da casa e acertamos pagar quatro mil reais de entrada e dois mil e quinhentos reais parcelados em uma parcela de trezentos e as outras parcelas de duzentos e cinquenta. Com muito sufoco e sacrifício, pois durante os quinze dias de negociação, enquanto o FGTS não era liberado, ficamos a um ponto do negócio não se concretizar.

Ao final conseguimos. Ás quatorze horas de um dia de sol em julho de 2002 recebemos as chaves da nossa primeira casa. Foi uma sensação indescritível. Afinal eu havia conseguido cumprir com a promessa de tirar a Cristina da favela.

Realizamos as mudanças no final de semana seguinte e inauguramos uma casa cheia de deficiências. O quintal alagava. Pois a casa era de fundos com um corredor de acesso onde existiam os portões de três casas. A minha era a segunda. Como o corredor ficava 50 cm abaixo do nível da rua e a casa uns 40 cm abaixo do corredor, então quando chovia dava mais de 40 cm de água no quintal. Haviam goteiras por toda a casa e nós não tínhamos muitos móveis. Na sala não havia sofá e na cozinha havia apenas uma geladeira velha e uma mesa que não cabia, pois a cozinha era um corredor de 3 metros de cumprimento com 1,5m de largura. O forro do quarto era muito velho e a fachada da casa estava muito acabada, com as madeiras do beiral podres e caindo aos pedaços. A mãe da Cristina decidiu não nos acompanhar e ficamos muito tristes com isto. Dona Eurídice disse que não agüentava sair da casa onde estava. Em seguida soubemos que ela havia arrumado um namorado, Sr. José, que morava em Itaboraí. Por ter ficado naquela casa velha em Bonsucesso ela começou a passar muitas dificuldades. Logo ela alugou uma casa em Campo Grande,um bairro a cinquenta quilômetros dali, próximo a casa de seu filho Roberto e então mudou-se para morar com o Sr. José.

2.5 – A Vida Começa a Melhorar

Já estávamos morando em Anchieta há algum tempo. Gabriel estava matriculado em uma escola particular chamada Balão Mágico. O ensino é muito bom e o fato de freqüentar a escola está ajudando em seu desenvolvimento social. Gabriel sempre foi uma criança muito comunicativa. Assim quando fomos para Anchieta ele começou a fazer amizade com os vizinhos. Eu morei neste bairro por pelo menos vinte e quatro anos e o meu filho conseguiu em um ano conhecer pessoas que eu nem mesmo sabia que moravam ali. Ele simplesmente lembrava de todos os meninos citando o nome de seus pais. Sua capacidade de comunicar-se é de se admirar.

Minha esposa estava matriculada em uma academia fazendo ginástica e o Gabriel fazendo natação. Tudo parecia correr com certa tranqüilidade. Eu já havia reaberto matrícula na faculdade de voltado a estudar. A viagem era longa e a situação não era muito fácil, pois eu estudava em Bonsucesso que fica a pelo menos trinta quilômetros de distancia da minha casa e fazer este percurso enfrentando as dificuldades de uma linha de ônibus problemática piorava tudo.

Minha felicidade transbordava no meu peito quando eu entrava naquela casa velha. Casa de telhas, feita de placas de concreto, de forma que se uma parede for abalada tudo vem abaixo, mas mesmo assim eu podia sentir a segurança de ter a minha casa. Se eu chegasse a morrer amanhã ou depois, minha família já estaria guardada, pelo menos com o abrigo. Aquela não era a casa dos meus sonhos, mas tinha até quintal. Quando estava em casa eu acordava cedo, mais ou menos às sete horas da manhã, saía para comprar o pão em uma padaria no município vizinho, que não era distante, pois no final da rua onde morava, a uns trezentos metros passava um rio, já degradado é claro, que era a fronteira que separava os municípios do Rio de Janeiro e Nilópolis, então eu saía e dentro de dez minutos a pé eu estava comprando pão na cidade vizinha. Aquele pão era especial. Era um pão tipo bengala, bem fina que mesmo frio ainda estava torrado. Normalmente comprava três bengalas e voltava para casa a passos largos para comer o pão ainda quentinho. Quando chegava a água do café já estava fervendo, então eu passava o café depois de ter misturado o pó na água – que na minha opinião fica muito mais gostoso – em um coador de pano. Em seguida acordava Cristina e tomávamos o café da manhã juntos. Normalmente Gabriel ficava dormindo e quando acordava tomava seu chocolate, para só depois de uns dez minutos comer o pão. Desde novinho ele não gostava de beber e comer em uma só refeição. Sempre sentindo muita sede, ele bebia primeiro e só depois de alguns minutos comia. Gabriel tinha um comportamento bem diferente do meu e da mãe. Gabriel tinha identidade e era um novo indivíduo, um novo membro da família guardando peculiaridades, gostos e costumes que contribuíam para a pluralidade de comportamentos encontrados em toda família.

Depois que despertava e tomava seu café da manhã, Gabriel ia para o quintal, que eu já havia aterrado e cimentado — não posso deixar de dizer que duas pessoas foram fundamentais na pavimentação do meu quintal, meu sobrinho Renato, que certo dia saiu cansado do serviço e ficou um dia inteiro colocando aterro para dentro do quintal,o outro é o Sr. José que me ajudou cimentando —

E então jogávamos futebol. Cada um ficava em uma extremidade do quintal — de dez metros cumprimento por dez de largura — e chutávamos a bola um para o outro. Gabriel tinha um chute de esquerda muito forte e eu tentava a todo momento trabalhar a outra perna também. Ficávamos às vezes até uma hora e meia jogando. Era muito divertido e eu imaginava o quanto aquilo era importante para ele. Ficava admirando com aquele "pedacinho de gente", um ser humano miudinho, parecia minha miniatura jogando bola, falando algumas coisas errado como é normal a uma criança de três anos de idade.

Em certa ocasião Cristina comentou que Gabriel estava ficando muito agressivo e tinha a intenção de dar a ele mais um irmãozinho para

39

fazer companhia. Fiquei escabriado imediatamente, pois eu via que nossa vida financeira estava começando a entrar nos eixos, estávamos pagando academia e ela estava gostando bastante, eu havia reiniciado pela terceira ou quarta vez a faculdade, desta vez para terminar, e eu via oportunidades de promoção no serviço. Pelo menos esta intenção já havia sido comentada pelos donos em um bate papo informal que tivemos em uma tarde no pátio da empresa. Enfim naquele momento eu não via que era viável termos mais um filho, pois meu medo era a vida ficar descontrolada e nós metermos os pés pelas mãos. Eu queria me organizar financeiramente e começar a construir alguma coisa. Queria ter meu próprio negócio e para isto eu teria que economizar e não aumentar as despesas. Entretanto aprendi com a minha avó que onde come um comem dois. Aprendo também que pouco com Deus é muito e muito sem Deus é nada. Baseado nisto eu decidi pensar no caso. Fiquei dias e dias guardando a idéia de convencer minha esposa do contrário. De não termos outro filho naquele momento e de esperarmos um pouco mais.

Três meses se passaram e finalmente Cristina conseguiu me convencer. Percebi que Gabriel realmente estava muito agressivo e com dificuldades de adaptar-se à escola. Acabei percebendo que Gabriel relacionava-se muito bem com os filhos da vizinha e da mesma forma com outras crianças da rua. Meu filho era muito comunicativo e articulado. Sabia comportar-se como uma criança educada e mais, sabia conversar prendendo a atenção de um adulto. Confesso que senti medo de estar sendo frio e com isto estar prejudicando o Gabriel. Amava muito ele e não queria ser o responsável por isto.

Em certo dia saí do serviço disposto a falar para a Cristina que ela estava certa e eu estava disposto a encomendarmos um irmãozinho para o Gabriel. Era final de fevereiro de 2003. Naquela data começamos a tentar engravidar.

Num certo dia saí para trabalhar bem cedo, pois possuía um carro desde o ano anterior quando eu ainda morava na favela da maré. Era um Escort velho, marrom ano 1986. O carro tinha mais de 20 anos então dá pra imaginar os problemas que ele apresentava. Isto era agravado pelo fato de eu não fazer manutenção constante, pois normalmente as peças eram caras, o que fazia com que eu fosse adiando manutenção, empurrando para frente. Sempre deixando os pequenos reparos para o mês seguinte.

Lembro-me como se fosse hoje o dia em que eu fui pegar o carro. Cristina e eu tínhamos um colega que nos vendeu o carro por três mil e quinhentos reais, que foram pagos pontualmente em uma entrada de mil e quinhentos, mais dez parcelas de duzentos. Foi difícil pagar todas as prestações, pois o meu objetivo inicial era sair da favela e não ficar comprando carro. Assim quando dei a entrada fui buscar o carro na Vila da penha, um bairro localizado a uns quinze quilômetros do local onde morávamos. Fui após o horário do expediente e meu receio era que caísse a noite, pois tinha pouco tempo de carteira e nenhuma experiência na direção. Dito e feito. Peguei o carro e tive que voltar para casa, de noite, por uma estrada de mão dupla sem canteiro central com todos aqueles faróis altos no rosto, e com a ajuda de minha esposa fui avançando e me aproximando de casa. Não foi uma viagem fácil. O vidro do carro todo embaçado, a estrada estreita, motoristas de ônibus fechando a pista, e além do mais, mesmo que nada disto acontecesse, o fato de eu estar habilitado há pouco tempo já era suficiente para resultar em inúmeras possibilidades de acidente.

Saí com o Escort 1986 ás seis horas da manhã. Normalmente tinha que travar uma verdadeira batalha para fazer o carro pegar, pois era movido a álcool e não possuía injetor de gasolina, o que dificultava a partida. Depois de muito tentar, empurrando e empurrando o carro, consegui faze-lo pegar. Dava carona para minha irmã, Elaine, que vinha pela rua principal e me encontrava normalmente ligando o carro em frente ao corredor de casa, próximo á esquina. Assim saíamos para o serviço. Ao final do dia, eu retornava para casa.

CAPITULO 03

A CHEGADA DE LUCAS

3.1 – Finalmente a Segunda Gestação

Depois de tentarmos durante aproximadamente um mês, Cristina começou a sentir alguns enjoos e logo percebi que ela estava grávida. Mesmo enjoada era difícil ela acreditar nisto, contudo combinamos a realização de um exame de sangue. Acordamos bem cedo, combinei de chegar um pouco mais tarde no serviço e fomos para Nilópolis, onde ela cedeu o sangue para análise. Marcada a data para a liberação do resultado, aguardamos.

Certo dia, quando trabalhava em uma planilha de custos recebi um recado que Cristina me aguardava ao telefone. Atendi e ela me contou o seguinte:

- Marcelo, tenho uma notícia que você não vai acreditar. Cristina tinha a voz trêmula.
- Diga Cristina, o que aconteceu!
- Calma Marcelo, não aconteceu nada de grave não, mas é uma notícia muito boa.
- Cristina, estou ficando preocupado – eu disse.
- Marcelo eu estou grávida – disse Cristina com a voz ainda trêmula e meio engasgada.
- Meu amor, que legal! Parabéns. Que Deus nos abençoe muito!

Cristina continuou naquele tom de quem ainda tinha o principal a revelar.

- Marcelo eu estou grávida...
- Sim Cristina... e daí...

- Marcelo eu to grávida de gêmeos!

- O que? – eu imaginei não ter ouvido direito, tomei um susto e perguntei novamente:

- O que você falou Cristina? Grávida de gêmeos? Não to entendendo.

- É isso mesmo que você ouviu Marcelo... São dois... Eu estou grávida de gêmeos. Nós estamos esperando gêmeos.

Minha mente estava confusa, eu não sabia o que pensar. Meu peito fora tomado por um calor inexplicável. Em minha mente eu buscava informações sobre a existência de gêmeos na minha família, mas não existiam, eu tinha certeza.

Desliguei o telefone e saí pela empresa contando o acontecimento. Caramba! Eu sou pai de gêmeos. Terei filhos gêmeos! À medida que o frisson inicial foi passando eu foi percebendo o quanto teria que trabalhar para alimentar uma família tão grande. As coisas certamente iriam apertar e eu teria que trabalhar ainda mais.

3.2 – Lucas e Arthur estão sendo Gerados.

Uma gestação nunca é igual à outra, entretanto, a gestação de gêmeos é completamente diferente de qualquer outra. Minha esposa sentia reações e percebia alterações que não haviam acontecido durante a gestação do Gabriel. Cristina conseguia ainda, como mulher forte que era, cuidar da casa, das roupas, do Gabriel, dos cachorros, das minhas coisas e não fazia corpo mole de jeito nenhum. Claro, ela não comia feijão nem que fosse para ganhar na loteria. Cristina enjoava só com a possibilidade de comer feijão, antes mesmo de sentir o cheiro.

Com o passar do tempo, meus filhos foram dando sinais mais fortes de quem viriam a ser. Cristina reconhecia que de um lado ficava o bebê mais agitado, pois ele não parava de pular, de chutar, de aprontar. Do outro ficava o bebê mais quietinho, e não foram poucas às vezes em que Cristina me dizia:

- Marcelo, ele tá muito quietinho. Eu tô preocupada.

Para tranquilizá-la, e não acreditando muito que fosse realmente algo preocupante, eu dizia para ela ficar calma, pois tudo estava nas mãos de Deus. Se fosse para ficar tudo bem e nossos filhos nascerem perfeitos, seria ótimo, mas se fosse para acontecer o contrário, amém. Tudo estava nas mãos de Deus. Mesmo assim ela me dizia:

- Marcelo, eu sou mãe, eu percebo que tem alguma coisa errada. Eu já conversei com o médico, mas ele me disse para eu não me preocupar, que não seria nada demais, apenas impressão minha.

Cristina me dizia quase que diariamente, que uma das Crianças era muito agitada, e outra parecia estar mal acomodada, mexendo pouco, muito estranho...

3.3 – Após o Sexto mês de Gestação...

A barriga da minha esposa estava gigante! Não era exagero, pois todos perguntavam com quantos meses de gestação ela estava e quando revelava que eram apenas seis meses, ficavam espantadas. Cristina reclamava o tempo inteiro que era muito peso e às vezes sentia dores no baixo ventre. Quando chegava à consulta periódica, minha esposa relembrava ao médico que sentia que algo estranho estava acontecendo! Reclamava do peso, do movimento das crianças, de tudo. Mas ele, o médico, não se movia. Mantinha seu comportamento de calma com uma dose de indolência. Realmente eu também percebia que ele era muito estranho. Não sabia se era fraco, mal formado ou trabalhava com má vontade. A ultima hipótese era a que eu mais considerava, pois não eram poucos os médicos que ganhavam um

45

salário baixo com o mínimo de condições de trabalho. Trabalhavam em ambientes não favoráveis para a atividade tão intimamente ligada a vida. Hospitais com paredes úmidas, mofadas compondo ambientes meio que fúnebres, eram comuns na rede publica de saúde. Eu admitia que não havia como trabalhar satisfeito desta forma. Mesmo assim, o tal médico apresentava-se de forma profissional em muitos momentos. Sua tranquilidade ajudava a acalmar minha esposa, o que me deixava satisfeito. Claro que eu continuava preocupado com o futuro dos meus filhos, que ainda estavam em formação. Sua saúde física e principalmente mental. Entretanto, como chefe da família, não podia me abalar. Não podia em momento algum dar razão para Cristina e fortalecer suas inseguranças e seus receios. Eu tinha que manter o equilíbrio emocional o tempo inteiro, já que sua gestação era classificada como de risco. Eu tinha que, mesmo nos momentos de fraqueza, demonstrar ser forte, para que Cristina pudesse se apoiar em mim. Eu tinha que ser à base da casa. Tinha que suportar todos os momentos, por mais difíceis que fossem. Além do mais, eu iria contar com quem? Cristina filha adotiva. Sua mãe idosa. Minha mãe ficava auxiliando minha irmã que também passava por momentos difíceis na vida emocional. Meu irmão enfrentando uma separação conjugal. Minha vida estava em minhas mãos e nas mãos de Deus. E a vida da minha família também.

O lugar onde eu estava morando não contribuía, tendo apenas uma condução para o centro da cidade, onde ficavam situados os melhores hospitais. Viajando de ônibus gastava uma hora e meia no mínimo até chegar ao centro da cidade. Os hospitais mais próximos eram caóticos, pequenos, e tinham apelidos bem peculiares, como uma maternidade apelidada de matadouro, pelo fato de inúmeras mães terem perdido suas vidas dando à luz neste lugar. Um verdadeiro retrato da banalidade da vida humana, pois ninguém denunciava, como se a morte de alguém não fosse um fato tão importante assim. Nestas ocasiões percebemos o quanto a vida torna-se pequena em meio a uma tempestade de violência. Uma cidade dominada por quadrilhas de trafico de drogas, com uma polícia que pede autorização para entrar nas favelas. Um Estado ausente, que não remunera nem dá condições de trabalho aos servidores, quanto mais à população. Esta era a cidade onde eu vivia. Esta era a cidade onde meus filhos, gêmeos iriam viver.

Gabriel, que já falava tudo, era meu companheiro no jogo de futebol que se desenvolvia em dupla no quintal de casa. De um lado eu. Do outro Gabriel, que aprendia a chutar a bola cada vez mais forte. Tinha um chute de canhota poderoso. Suas jogadas ficavam cada vez melhores e ele se interessava por aprender tudo o que eu fazia. Tinha que tomar o maior cuidado com as minhas falhas e defeitos, pois ele era uma verdadeira esponja. Gabriel aprendia com muita facilidade, mas tornava-se uma criança agressiva quando estava na companhia de outras crianças. Fazia parte de uma família de três pessoas.

Aconteceu então que tomamos a decisão de colocá-lo na escola, para que pudesse principalmente ter contato com outras crianças e melhorar o convívio social. Acostumar-se a emprestar seus brinquedos para os colegas. A dividir o lanche, a aprender com as boas atitudes e com as más também. Aprender a importância do NÃO, pois apesar de assustadores os "nãos" são altamente necessários para o desenvolvimento do caráter. Para a formação do homem. É na infância que são formados os alicerces de nossa personalidade.

As características de narcisismo excessivo e necessidade de autoafirmação têm causas nas deficiências apresentadas na infância, no *Período Oral*, onde o *déficit* ou excesso de tempo de amamentação projeta consequências de compensação na vida adulta. As compensações vão desde alterações na vida sexual até a exteriorização no comportamento, como reflexos da formação do caráter. Segundo Sigmund Freud:

> "Em um tempo em que o início da satisfação sexual ainda está vinculado ao recebimento de alimentos, a pulsão sexual encontra o objeto sexual fora do corpo da criança, na forma do seio materno".
>
> (...)"Existem, portanto, boas razões para que o ato de uma criança sugar o seio da mãe se torne o protótipo para toda relação de amor. Encontrar um objeto (*die Objektfindung*) é na realidade reencontrá-lo" (FREUD, 1905/1972, p.125-126).

Portanto, percebemos que as experiências ligadas à educação na fase inicial da vida, podem contribuir de forma significativa no comportamento social, profissional, e por consequência na concepção de valores, clima e cultura em todas as organizações. Seja na família, no trabalho, na igreja, no time de futebol ou qualquer outra, seja ela formal ou informal. Fica claro que a conduta humana é reflexo das experiências vividas no tempo da infância.

Nós queríamos também, que o Gabriel desenvolvesse todo aquele potencial que vinha demonstrando possuir. Sua perspicácia, deixando de lado a "corujisse" de pai era incontestável.

A escola ficava no município vizinho e todo o dia Cristina o levava para assistir as aulas.

Gabriel desenvolvia-se rapidamente e não tinha dificuldades para aprender qualquer coisa. As professoras elogiavam constantemente a velocidade com que ele absorvia as coisas, entretanto, em casa ele continuava apresentando traços de individualismo e agressividade, por isto mesmo nos convencíamos a cada dia que tomamos a decisão correta em engravidar mais uma vez.

Não estava muito distante a realização deste projeto, pois já estava bem próximo o nascimento dos seus irmãos. Cristina recebeu inúmeras restrições pelo obstetra, pois segundo ele, o colo do útero estava fragilizado devido ao grande peso das crianças. Entre outras recomendações estava a de repouso absoluto, o que dificultava ainda mais a frequência do Gabriel nas aulas. O receio de Cristina com relação a algum problema na gestação aumentava ainda mais e o médico nem considerou a possibilidade de cesariana, o que desgastava ainda mais a minha esposa. Meu segundo receio, porque o primeiro era com relação a sua saúde e das crianças era exatamente a sua saúde apos a gestação, pois uma gravidez tão complicada deixa, normalmente, algumas consequências desagradáveis.

CAPITULO 04

O NASCIMENTO DOS GÊMEOS.

P edi dispensa de um dia no serviço, pois mais uma vez teria que acompanhar Cristina na consulta mensal. Era um dia de sol forte e nosso carro estava muito quente. Não precisei empurrá-lo já que em dias quentes ele não apresentava nenhuma "resistência" em começar a funcionar.

Seu acompanhamento pré-natal estava sendo realizado em uma conceituada maternidade pública a uns vinte quilômetros de nossa casa, no bairro chamado Marechal Hermes. Era um bairro famoso por sua praça, onde existiam barraquinhas de cachorro quente que ficavam lotadas nos finais de semana. Um bairro bastante animado, dividido por uma linha férrea. De um lado existia a praça e um cinema, do outro um parque de diversões. Sendo um bairro vizinho à vila militar, onde se concentravam os quartéis do exercito do Estado do Rio de Janeiro. A movimentação de soldados no final da tarde era intensa, as pessoas que paravam na praça eram agraciadas com a magnífica imagem dos soldados da Brigada Paraquedista saltando dos aviões e pairando no ar como seres alados. Não foram poucas às vezes em que eu aguardava minha esposa do lado de fora apreciando aqueles maravilhosos saltos.

A maternidade era especialista em casos críticos, atendendo a gestações de risco, como a de minha esposa, e principalmente casos de adolescentes grávidas.

Chegamos à maternidade mais ou menos uma hora antes da consulta e Cristina reclamava de dores no baixo ventre e, por causa do sol, sua pressão arterial havia caído. Cristina sentia náuseas e reclamava muito.

50

Tentei estacionar o carro em uma vaga na sombra, mas não teve jeito. Eram poucas as arvores e só havia vagas no sol. O atendimento não demorou muito a começar. Depois de mais ou menos meia hora minha esposa foi chamada. Lá dentro ela demorou... demorou... demorou... e eu já estava ficando preocupado. Depois de uns quarenta minutos ela saiu dizendo que iria ficar internada, pois já estava entrando em trabalho de parto. Eu não acreditei. Não tínhamos preparado nada! Naqueles dias havia completado trinta e nove semanas. É! Não teve jeito.

Saí correndo para casa a fim de pegar roupas e a bolsa dos bebês que já estava arrumada. Retornei para o hospital em companhia da minha mãe, que nestas horas demonstra ser uma verdadeira leoa. Retornando para a maternidade, fiquei aguardando do lado de fora. Já era noite e recebi noticias que Cristina estava tomando soro e sendo preparada para o parto.

Minha mãe subiu para a sala de enfermagem e foi autorizada a assistir o parto, o que deixou Cristina muito aliviada.

Minha mãe, com muita iniciativa e assistencialismo, chegou até Cristina dizendo:

— Minha filha, não fica nervosa não porque eu to aqui contigo.

Ela perguntou a Cristina se queria tomar banho, que com muito medo não quis naquele momento.

Chegou um enfermeiro na sala, levou-a para a sala de parto perguntando se ela queria que o parto fosse cesariana ou normal. Cristina imediatamente disse que preferia parto normal, pois neste segundo caso — ela estava ciente disso — a criança adquire imunidade a inúmeros, males provocados por vírus e bactérias por causa da acidez e dos micro-organismos que ficam alojados no canal vaginal.

Foi então, que o enfermeiro estourou a "bolsa d'agua" o que fez com que as dores de Cristina aumentassem absurdamente. Após o exame de toque, verificado a existência de dilatação suficiente, iniciaram os procedimentos para o parto. Minha mãe permaneceu na cabeceira da cama durante todo o trabalho de parto.

Lucas foi o primeiro a nascer, sem chorar, muito quietinho ele foi conduzido às mãos do pediatra que limpou as suas vias respiratórias e examinou o seu corpinho, sem perceber que havia algo diferente. Logo em seguida iniciaram os procedimentos para o parto do Arthur, que já no ventre era muito agitado, movimentando-se sem parar. Durante toda a gestação Arthur dava sinais de sua força de presença e durante o parto não foi diferente. Ele nasceu chorando alto e muito agitado, mexendo muito as perninhas e bracinhos. Minha mãe foi em direção ao pediatra para verificar o estado das crianças, perguntando ao mesmo por que o Lucas não chorava. O mesmo desdenhou o que a deixou muito irritada, mas por causa do momento ela se conteve. Minha mãe normalmente não se segura, partindo para tomar satisfação quando é tratada desta forma. Ela é o tipo de pessoa que não leva desaforos para casa.

Cristina já estava do lado de fora da sala, sentindo muito frio por causa da perda de líquido durante o parto, quando minha mãe disse para ela:

— Minha filha eu vou procurar os médicos. Cristina ficou escabreada perguntando-se porque ela iria atrás dos médicos... mas seu pressentimento era que iria acontecer algo de errado no parto o que lhe dava medo de morrer. Sem saber que este sentimento era um sinal, não de algo errado no parto ou consigo própria, mas porque um de seus filhos não estava bem.

4.1 – A CIRURGIA E INTERNAÇÃO DE LUCAS

Fui para casa quando já eram mais de vinte e uma horas. Não tinha mais o que fazer, o jeito era aguardar o parto e descansar um pouco.

Após uma noite muito curta de sono, acordei com o telefone tocando. Assustado, atendi e era do hospital. Ouvi a voz firme de uma enfermeira que me disse:

- Bom dia, por favor o Sr. Marcelo Ulisses.

- Bom dia, sou eu mesmo.

- Sr. Marcelo, solicitamos sua presença com urgência porque estamos precisando que o Senhor registre o seu filho, que passará por uma cirurgia muito importante.

Meu coração acelerou imediatamente. Parecia que iria saltar pela boca. Eu não acreditava no que estava acontecendo.

Arrumei o Gabriel, me arrumei e parti correndo para a maternidade. Coloquei a primeira camisa que achei, não tinha vaidade nem apego a minha imagem. Parecia que meus planos iriam ser modificados. Fui pego de surpresa e fiquei sem chão. Chegando lá, na recepção, me identifiquei e fui ao encontro da Cristina, que desceu do quarto andar, onde ficava a enfermaria e me explicou o que estava acontecendo:

— Marcelo o médico falou que o Lucas esta com um probleminha, que não era nada grave e que o levaram para a UTI. Na hora eu senti que havia algo errado.

Lucas e Cristina ficaram internados, eu tomei todos os procedimentos de registro, no cartório da própria maternidade. Logo em seguida eu subi para visitar os dois na UTI neonatal onde procurei o pediatra. Entrei na sala e li uma placa dizendo que tinha que lavar as mãos antes de entrar. Fui ao tanque nervoso, mas preocupado em fazer direito. O frio da sala gelava a minha pele e parecia que não atravessava. Era só na capa, uma friagem que passava por mim, pois meu corpo estava quente. Minha cabeça estava focada em procurar a criança que se parecia com meu filho. Procurei o médico e encontrei um rapaz que aparentava possuir uns trinta anos de idade, com marcas de espinha no rosto, gordinho de cabelos negros, curtos e encaracolados. Chegando lá, o mesmo falou comigo e com a Cristina sobre o estado de Lucas dizendo:

— O seu filho tem mielomeningocéli. Olha esse problema impede que a criança desenvolva-se da cintura para baixo, não sei a partir de que altura, mas pela altura da lesão do Lucas, certamente ele não vai ter sensibilidade da cintura para baixo.

Estas explicações não foram suficientes e eu perguntei se ele não poderia explicar com mais propriedade, pois nós conhecíamos o básico de anatomia e queríamos uma explicação mais específica, quando ele disse:

— Olha existem médicos que são especialistas nisso, e vocês devem procura e consultar um, pior é um problema que ainda é objeto de estudo pelo mundo. Mas deixa eu explicar:

— Mielo, (como a lesão é chama da gíria medica) é uma má formação congênita da coluna vertebral. Quando a coluna se forma no ventre materno, ela vem se fundindo no sentido longitudinal (no cumprimento), como se fossem duas metades de um bambu. Então,

54

em certa altura, por problemas que ainda estão sendo estudados, como alimentação com baixa quantidade de **ácido fólico**, presente, por exemplo, na farinha de trigo, que é enriquecida artificialmente. Por causa desta abertura na coluna ocorre uma má formação na medula que tende a formar uma pequena curva para fora, como se fosse uma barriga, com uma concentração muito grande de nervos, que deveriam transmitir impulsos nervosos para áreas localizadas abaixo da lesão, que por consequência ficam com uma inervação muito pobre, gerando falta de sensibilidade nas mesmas. Seu filho — continuou o medico — vai ser dependente de vocês para o resto da vida. Não vai andar, não vai ter certamente sensibilidade nos esfincters, não controlando então, a excreção. Pai, mãe, preparem-se para levar o seu filho dependente de vocês pelo resto de suas vidas.

Eu e Cristina nos entreolhávamos e eu via o horror estampado em seus olhos. Eu, frio, não conseguia acreditar que aquilo ali estava acontecendo. Meu coração pulsava em frequência normal. Não acelerava, não retardava, não batia mais forte ou mais fraco, só continuava. Era um silencio e um frio que, neste momento invadia os meus ossos. Meus olhos estavam vidrados e eu olhava para o medico tendo quase que certeza absoluta que ele estava errado, Não era possível, meu filho, Deus não podia ser verdade. Não era possível eu estar entrando em um caminho tão espinhoso e pedregoso. Meu Deus, eu pedia, me dê uma luz. Eu não sabia o que sentir, o que pensar e as coisas passavam como em câmera lenta na minha frente. Parecia que o mundo girava mais lentamente naqueles momentos. As pessoas falavam comigo e eu só olhava para Cristina vendo o seu estado e pensando em ser a rocha da família. Eu tinha que dar apoio a ela. Eu a tirei da casa da mãe dela, não foi pra isso, pra dar uma vida de infelicidade. Deus eu pedia, me dê forças daqui para frente. No meio de tudo aquilo, eu via e não saíram da minha mente os olhos daquela mãe. Cristina com suas sobrancelhas bem marcadas sobre os olhos fixava o olhar em mim como quem pergunta "porque"?

Saímos arrasados dali.

A minha maior pergunta era, se Lucas e Arthur são gêmeos univitelinos, porque então Lucas tem um problema e seu irmão não tem? Se gêmeos univitelinos são formados a partir de uma única célula, que na primeira divisão transformaram-se em dois seres, um clone do outro, com o mesmo código genético, a mesma formação, tudo... porque Lucas tem má formação na coluna e Arthur não tem? Se a coluna vertebral só começa a se formar dias após. Porque um tem e outro não?

Apesar da minha preocupação estar relacionada em descobrir mais sobre os problemas que meu filho viria ter, Cristina se preocupava nos porquês. Eu me preocupava com as consequências e Cristina com as causas. Ela não parava de chorar. Foram litros e mais litros de lágrimas. Cristina ficou internada com Lucas, e Arthur teve que acompanhar para que fosse amamentado e eu tive que voltar para casa.

Os médicos explicaram que Lucas passaria por uma cirurgia para a retirada do excesso de tecido e colocar a medula em seu lugar, fechando assim a coluna vertebral. A lesão de Lucas era na altura da coluna Lombar que tem cinco vértebras.

A coluna vertebral subdivide-se em outras cinco colunas: Cervical, Torácicas, Lombar, Sacral e Coccígea. Cada uma tem vértebras semelhantes entre si e diferentes entre as colunas. A coluna cervical é formada por sete vértebras torácicas, por doze lombares, por cinco sacrais e coccígeas de três a cinco, pois algumas se encontram fundidas, totalizando de trinta e três a trinta e cinco vértebras.

Marcaram a cirurgia para o outro dia, 05 de dezembro, às sete horas da manhã. Eu fui para casa desolado, mas preocupado com Cristina. Ela sofria muito e naquele dia praticamente não chorava. Não derramava lagrimas, entretanto sua alegria sumiu. Parece que tinha se esvaído, acabado, e apesar de ser mãe de gêmeos há um dia, ela não possuía mais a alegria da maternidade. Seus olhos estavam sem brilho, cinzentos, opacos, com um semblante travado. Cristina estava contendo uma dor gigantesca certamente e eu, como pai, não tinha muito a fazer, apenas estender minhas mãos, meu ombro, meu peito, meu apoio. Eu só podia colocar a minha vida à sua disposição.

Cheguei no hospital maternidade logo cedo antes das seis horas da manhã. Gabriel ficou com a Raquel, que é uma sobrinha da Cristina. Raquel estava noiva e foi dormir lá em casa para tomar conta do Gabriel enquanto eu estivesse no hospital. Somos gratos a ela por esta grande ajuda no momento de dificuldade. Quando cheguei a ambulância já estava sendo arrumada e Cristina estava na recepção. Lucas desceu na incubadora e foi colocado na UTI móvel, onde eu entrei após me despedir da minha esposa. Estávamos sendo todos conduzidos ao Hospital Jesus, na mangueira, cidade do Rio de Janeiro, que eu não conhecia. Cristina ficou com o Arthur na maternidade enquanto Lucas e eu fomos para o local da cirurgia. Durante o deslocamento, o motorista enfrentou engarrafamentos e eu olhava pelas frestas do visor lateral da ambulância perguntando para onde estávamos sendo levados. Eu não sabia o nome da rua, do bairro, de nada. Chegamos ao Hospital que é acessado pela ambulância por uma rampa que nunca mais sairá da minha memória. Lucas foi desembarcado e eu fui junto por todos os corredores. Cumpri com procedimentos de documentação e registro e fui para o local onde Lucas era preparado para a cirurgia. O médico não havia chegado e eu não podia ver meu filho. Eu estava no corredor que antecede a sala de cirurgia, um local deserto, amplo, limpíssimo, desinfetado, mas frio, muitíssimo frio. Ali, eu e meu rotineiro frio ficamos por mais de seis horas. Aguardamos o médico, um neurocirurgião, que não chegava de jeito nenhum.

Lá pelas quatorze horas ele chegou. Apressado, mas ele chegou. Era um homem magrinho, loiro, de cabelos curtos e muito estressado. Passou pelo corredor, entrou na sala de enfermagem e saiu xingando muito. Aborrecido ele reclamava de certo medicamento, parecia anestésico, que ainda não estava preparado apesar do horário. Ele estava realmente irado. Também devia ter razão, pois tudo esta previsto para o horário da manhã, já eram duas da tarde e até aquele momento não identificaram a falta de um medicamento!

Ele saiu da sala de pós-cirúrgico com o Lucas em seus braços. Lucas chorava desesperadamente e o médico, segurando-o com a maior perícia em um dos braços, nem dava bola, pois sua maior preocupação era com a cirurgia.

Depois de muito xingar, entrar e sair da sala, o neurocirurgião entrou para a sala de cirurgia e sumiu. Lá dentro ele ficou por horas, e eu, do lado de fora fiquei ansioso, mas aguardando e trabalhando a minha paciência. Sentia dores de cabeça por conta da fome, pois estava sem me alimentar desde o dia anterior e já eram mais ou menos quatro da tarde. Eu não tinha relógio, mas percebia que a tarde estava caindo porque a luz do sol já não era tão intensa. Eu quase cavei uma vala no chão, igual naqueles desenhos animados, de tanto que eu andei de um lado para outro. Estava muito preocupado, pois se passaram uma, duas, três horas e nada.

Lá pelas cinco da tarde o médico saiu da sala de cirurgia e veio diretamente a mim, dizendo:

— Você é o pai de Lucas? Eu respondi que sim, muito preocupado, quando ele disse:

— A cirurgia foi um sucesso.

Quando ele falou aquilo eu arrepiei de felicidade, mas ao mesmo tempo veio uma grande duvida a minha mente, e daí em diante, sucesso como? Perguntei a ele e ele me explicou:

— Conseguimos recolocar a medula e os nervos em seus devidos lugares e fechamos a coluna vertebral. Não ocorreu nada de errado e, por isso, tivemos sucesso. Agora você conversa com o pediatra dele e acompanha a sua evolução.

Neste momento agradeci a Deus pela graça alcançada e fui ver o meu filho, que dormia com serenidade. A enfermeira me aconselhou voltar para casa, pois ele ficaria internado naquele dia, sendo levado à maternidade no dia seguinte.

Fui pra o elevador, e nem a saída eu sabia aonde era.

Desci todos os andares e perguntei a um vigilante aonde era a saída. Na portaria conversei com um deles e fui orientado sobre o horário de visita entre outras rotinas do hospital. Sou muito grato a todos estes vigilantes que durante as minhas inúmeras visitas ao hospital me ajudaram.

Sai de lá a procura de ônibus, perguntando pela rua onde passava uma linha que me deixasse mais próximo da minha casa. Consegui pegar e a viagem foi muito longa. Duas horas de viagem até a minha casa. Após isso Cristina e Arthur ficaram internados por 19 dias.

4.2 – Clínica São Zacarias - Botafogo

Meu filho ainda era um bebê. Lucas e Arthur são gêmeos uni vitelinos.

A luta pela vida é algo superinteressante e o seu início conta um breve resumo de todo o seu percorrer. É um pequeno retrato do que se passará adiante, como os textos contidos nas orelhas dos livros.

A mulher nasce com todos os óvulos que serão utilizados durante sua vida adulta. Nelas não acontece como nos homens, que começam depois de alguns anos a produzir os espermatozoides. No início da vida fértil, a adolescência, as mulheres iniciam a liberação de forma alternada, primeiro um ovário e depois o outro, dos seus óvulos. Estes óvulos vão caminhando pela trompa de falópio a caminho do útero. No momento da relação sexual, quando são liberados os espermatozoides por parte do homem inicia-se a grande corrida. São milhões de células, minúsculas comparadas ao óvulo, que correm em direção ao útero a procura do mesmo. Muitos morrem pelo caminho e não atingem o objetivo final. Quando encontram o óvulo eles têm que romper a sua parede para a fecundação. Entretanto apenas um, o mais forte, consegue vencer esta parede espessa. Aí se dá um processo natural de seleção dos indivíduos mais fortes. Aquelas células fracas ou mal formadas não conseguem atingir o momento da fecundação.

Quando ocorre a penetração do espermatozoide no óvulo, realizada a fecundação, forma-se uma nova célula. Esta célula, chamada de célula ovo, começa a subdividir-se em outras células iniciando um processo veloz de multiplicação em proporções geométricas.

Cada célula de espermatozoide possui 23 genes – onde estão gravadas inúmeras características do pai – e cada óvulo possui mais 23. Quando estas formam a célula ovo, elas criam uma única célula que é a primeira de nosso corpo. É, ao pé da letra, o início da incrível geração do ser humano. Este novo ser humano possui metade das características do pai e metade das da mãe gravadas em todas as suas células. Não dá para definir como ele será. Existem 8.385.108 possibilidades de combinações de cromossomos para uma única mulher ou homem (Krech e Crutchfield, 1974, p.241)

Uni vitelinos são gêmeos gerados a partir de uma divisão descontrolada do óvulo, que na primeira divisão celular acaba por se separar dando início a dois corpos diferentes. Assim os gêmeos univitelinos são gerados. São clones, dois indivíduos iguais geneticamente falando.

A Hidrocefalia – uma produção excessiva de líquido entre a parede do crânio e o cérebro – acabou fazendo com que meus filhos gêmeos não ficassem iguais. Lucas tinha um crânio um pouquinho maior que Arthur. Lucas era muito feio, com seus olhinhos esticados e uma cabecinha com os vasos sanguíneos aparentes. Era uma imagem dolorosa para qualquer pai ou mãe. Minha esposa chorava dia e noite. A cada dez minutos eu encontrava Cristina chorando. A cada troca de fraldas minha esposa chorava. A cada banho, a cada momento.

Por causa do peso, Lucas não conseguia equilibrar direito a cabeça na posição. A musculatura do pescoço não suportava tanto peso, então sua cabecinha ficava solta e tínhamos que segura-la. Ele, por outro lado, sempre sorridente, muito feliz, parecia agradecer a Deus a oportunidade de estar vivo, de vir ao mundo para conhecer toda a sua beleza.

Semanalmente íamos ao hospital Menino Jesus, na mangueira, para consultar o Lucas. Eram inúmeras as clínicas, mas a principal era o neurologista. Como morávamos em Anchieta, aproximadamente a 40 quilômetros do hospital, tínhamos que acordar de madrugada para chegar antes da sete da manhã. Ás sete horas eram distribuídos os números, escassos, que não ultrapassavam dez consultas. O atendimento médico deveria ser iniciado às onze horas da manhã, entretanto o neurocirurgião que tratava o Lucas, muito bom médico por sinal, saía das suas cirurgias por volta de quatorze horas para depois enfrentar a maratona de consultas. Pegávamos os primeiros números, geralmente entre o numero dois e quatro, mesmo assim saíamos do hospital em torno das dezessete horas.   Era um verdadeiro teste de resistência e obstinação. Durante este tempo víamos crianças com casos ainda mais graves que o do Lucas, o que nos tranquilizava. Vimos, numa certa ocasião, um recém nascido de aproximadamente quarenta centímetros, com um crânio tão crescido que estava do tamanho de uma bola de futebol. Um caso de hidrocefalia que aguardava na fila uma vaga para cirurgia. A cada vez que olhávamos para aquela criança, dava um frio na barriga e uma vontade tremenda de chorar. Algo incontrolável. Uma dor profunda, que era amenizada pela imagem angelical da mãe acariciando aquele bebê.

Uma das muitas consultas era realizada pelas chefas da enfermagem, duas irmãs que pretendiam nos ensinar a utilizar as sondas para a coleta da urina do Lucas. Como não tínhamos dinheiro suficiente para comprar, diariamente, cinco ou seis sondas, aprendemos também a higienizá-las e reutilizá-las. As sondas eram, depois de lavadas em água corrente, colocadas de molho em uma porção de um litro de água e uma colher de sopa de cloro. Elas ficavam ali por aproximadamente três dias, quando eram lavadas novamente, passavam por um processo de secagem e em seguida eram guardadas sem o contato manual. Era um processo que auxiliava inúmeras famílias com baixa renda. Segundo as enfermeiras, médicos cubanos a norte-americanos estiveram no Brasil para aprender este método que, comprovadamente não aumentava os riscos de infecção.

Em uma destas consultas, fomos informados pela enfermeira que uma clinica de Botafogo – bairro nobre do Rio de Janeiro – realizada seções de fisioterapia em convênio com o SUS – Sistema Único de Saúde. Era uma oportunidade caída do céu, pois não conhecíamos outro lugar que aceitasse um recém-nascido para tratamento, ainda mais em convênio com hospital público.

Fomos até a Clínica São Zacarias e, sempre quando possível eu acompanhava Cristina, mas não era uma constância. Cristina saía de casa de madrugada e pegava dois ônibus cheios. Com o Lucas no colo. A cada vez uma pessoa diferente ficava com os outros dois, Arthur, que ar bebê, e Gabriel com aproximadamente três anos. Minha esposa reclamava de dores nas costas e eu via que, Lucas ficava cada vez mais pesado e sua coluna estava sendo prejudicada.

As consultas eram muito legais. Seus pés foram estimulados com escovas de dente, suas mãos, foram feitos exercícios para soltar as articulações dos membros inferiores e até mesmo exercícios de equilíbrio. Para a parte neurológica de meu filho, considero que a passagem por esta clínica foi fundamental. Sua sensibilidade foi melhorada e foi um primeiro passo muito importante para sua evolução.

4.3 – UFRJ - Esperança.

Começamos o tratamento do Lucas na UFRJ.

Cristina, com muita iniciativa,

Ainda morávamos em Anchieta, onde éramos muito felizes. Cristina gostava muito da casa. Nos finais de semana em que eu não estava trabalhando. logo pela manhã me levantava, fazia café e ia comprar pão no município vizinho. Não andava muito, pois a fronteira ficava no final da rua onde morava, a uns quinhentos metros da casa. Era um rio, bastante poluído e assoreado, que durante o verão, na época dos grandes temporais transbordava inundando as casas vizinhas. Apesar da proximidade deste rio, as enchentes mais fortes ocorriam a cada dez ou quinze anos.

A padaria onde comprava os pães era conhecida nas redondezas por fabricar um baguete muito gostoso. A cada dez minutos saía uma fornada e eu chegava em casa com os pães ainda quentinhos. Então preparava o pão com margarina e mortadela, um copo de café com leite e levava até a cama, quando acordava Cristina. Desde novinho o Gabriel não gostava de comer na primeira hora do dia. Acho muito curioso a forma como as crianças, desde cedo, apresentam comportamentos tão peculiares que muitas vezes não são identificados nem mesmo nos pais.

Durante a semana, Cristina precisava sair com nossos filhos recém-nascidos. Que dificuldade! A cada saída ela era obrigada a pedir ajuda das pessoas que passavam na rua, ou aos vizinhos, pois nossa casa fazia parte de uma pequena vila com outras duas casas. Cada casa possuía um pequeno quintal em forma de "L" medindo uns cinquenta metros quadrados. Entretanto o corredor que dá acesso para a rua era

64

muito estreito, medindo não mais que um metro e meio de largura. O carrinho de gêmeos que tínhamos era muito largo, pois as crianças ficavam lado a lado. Então Cristina percorria todo o corredor, com as laterais do carrinho quase encostando nos muros, mas quando chegava no portão ela não conseguia passar, pois o mesmo era mais estreito do que o carrinho. Não tinha outro jeito a não ser pedir uma ajudinha para quem passava pela rua. Enquanto um segurava as crianças o outro desmontava e saía com o carrinho.

Lucas e Arthur estavam crescendo. Arthur já rolava e arriscava começar a engatinhar, mas o Lucas apenas virava a cabecinha para o lado. Estávamos vendo que era necessário fazer algo com urgência, mas o médico do hospital Jesus havia dito que tínhamos que aguardar alguns anos para iniciar a fisioterapia. Doloroso e massacrante era ver diariamente um de nossos filhos em pleno desenvolvimento, aprendendo uma coisa nova a cada dia e fazendo novos movimentos, se desenvolvendo de forma saudável, nos fazendo planejar as melhores escolas, os melhores passeios e ensinarmos tudo aquilo que sabemos. Dói! Dói muito, quando encontramos, do outro lado, nosso outro filho, gêmeo do primeiro com tantas dúvidas guardadas para o futuro. Com tantas incertezas sobre escolas, atividades e tratamentos. Se ele virá a aprender tudo o que ensinarmos, ou se terá sérias dificuldades no aprendizado... A comparação é inevitável. Mas por outro lado a alegria de cada pouquinho de evolução é ainda maior. Meu filho, que já enfrentou tantos obstáculos na vida de tão pouco tempo evoluía gradativamente. Ele, com sua cabecinha pesada sobre o pescoço demonstrava sinais de identificação de todos, não parecia estar um só mês atrasado com relação a capacidade cognitiva do irmão. Memória, razão e emoção pareciam estar intactos. Não afetados pelo mal desenvolvimento.

Cristina sempre foi muito guerreira. Sempre correu atrás de informações de tratamento médico para ela ou para os parentes desde muito nova, pois era ela quem cuidava dos assuntos da mãe. Estas características a ajudaram no tratamento do nosso filho. Ela soube, durante uma consulta de emergência no Hospital Universitário do Fundão, no Rio de janeiro, que existia neste mesmo local um local onde eram realizadas seções de fisioterapia infantil. Quando veio me contar, ainda no hospital, Cristina estava eufórica:

— Marcelo, Marcelo, acho que eu consegui tratamento para o "Luquinha".

— Como, onde?

— Aqui mesmo. Fui conversar com a chefe da enfermagem e ela me falou que aqui no Hospital universitário são realizadas consultas com uma fisioterapeuta. Mais tarde soubemos que era uma abertura para possibilitar as aulas práticas dos formandos das cadeiras de medicina, enfermagem e fisioterapia. Não vimos nenhum problema, muito pelo contrário, tínhamos que a partir dali nos dedicarmos ao máximo para proporcionar o desenvolvimento de nosso filho. As seções eram realizadas duas vezes na semana, na terça feira e na quinta feira, dias em que eu teria que pedir dispensa de meio expediente do trabalho para sair de Anchieta por volta de cinco e meia da manhã, realizar a fisioterapia, retornar com os gêmeos e o Gabriel para casa, me arrumar e só depois sair novamente para o trabalho. O risco de eu ser demitido era muito grande. Por outro lado, os meus superiores hierárquicos provaram ser pessoas amigas. Abraçaram a minha causa e permitiram que eu compensasse nos finais de semana aquelas dispensas. Faço aqui, um agradecimento ao Sr. Ivo de Carvalho e Sr. José Helder que sempre se colocaram à disposição para me ajudar durante o tratamento do Lucas.

Iniciamos o tratamento. Logo pela manhã, após conseguir fazer o Escort 86 pegar, nós saíamos para o Fundão. Ao chegar lá enfrentávamos uma fila, pois a sala de fisioterapia era muito pequena, e não suportava mais de uma criança. A seção demorava vinte minutos apenas e eram desenvolvidos exercícios para soltar as articulações e exercícios de flexibilidade. Dia a dia nós rezávamos para que nosso filho apresentasse sinais de evolução.

Após alguns meses de tratamento, percebemos que o Lucas não havia melhorado em nada! Arthur, seu irmão gêmeo já engatinhava pela casa, e o Lucas se arrastava igual a uma minhoca. Mal segurava o peso de seu crânio, que já estava bastante pesado por conta da hidrocefalia, problema que falaremos mais a frente.

Decido então acompanhar a seção de fisioterapia. Quem estava à frente era a coordenadora do curso, que ia fazendo alguns exercício básicos com o Lucas e explicando para uma estagiária. Durante a consulta houveram várias paradas e repetições. Estas paradas eram realizadas em muitos casos no meio de uma série. Por exemplo, eram feitas 10 flexões e extensões de pernas. Após duas ou três repetições surgia uma dúvida, então a série era interrompida.

Levamos o caso a outros fisioterapeutas que nos aconselharam procurar serviços especializados, que não poderiam ser em hospitais universitários, pois casos graves como o do Lucas, necessitavam de tratamento intensivo, o que não era o caso das seções realizadas no fundão. O intervalo entre as consultas não pode ser maior que 02 dias. As seções devem ser de, no mínimo 30 minutos. Lamentando, mas esperançosos começamos a procurar outro tratamento.

4.4 – ABBR – O Início da Verdadeira Evolução

Estava ministrando aulas na Forbin, instruindo as turmas dos cursos de Formação de Vigilantes. O diferencial das instruções já era dominado, portanto não fazia mais esforços para receber elogios pelo trabalho desenvolvido e, com um pouco mais de tempo, conseguia ajudar as pessoas, motivando-as e mostrando que com muita objetividade era possível a conquista do "sucesso profissional".

Os contratempos relacionados à recuperação do Lucas não eram poucos. Foram muitas as ocasiões em que eu deixava minha esposa, Cristina, em casa, angustiada por fazer cateterismo no Lucas e ter que ajudá-lo a evacuar. Não era fácil. Em muitas ocasiões, logo no início do cateterismo, percebíamos que ele apresentava prisão de ventre. Suas fezes inchavam seu abdômen, fazendo com que se sentisse incomodado. Ah! Que angústia ver minha esposa tendo que ajudar meu filho, que não tem domínio sobre os esfíncteres (musculatura lisa que possibilita o controle da excreção), a defecar. As fezes saíam como pequenas pedras, que mal sujavam as fraldas.

Não havia outra solução, tinha que trabalhar e eu partíamos para dentro, trabalhando durante o dia na Forbin e me alternando com o meu sócio na "lá houve" em noites alternadas. Constantemente, saía da empresa às 17h00minhs, partia para a loja, assumia o expediente e fechava a loja lá pela meia noite. Durante estas noites tinha que sorrir, e não era fácil. Chegava em casa pelas 02:00 da manhã, pois morando em Anchieta, um bairro que fazia fronteira com a baixada fluminense, a 25 km da loja, tinha que caminhar meia hora até o ponto de ônibus. E ele demorava a chegar! Minhas pernas doíam, pois eu já estava de pé há pelo menos 19 horas. E ele, o ônibus, nada de chegar. Infeliz. Passavam ônibus para todos os lugares do Rio de Janeiro, menos para a minha casa. Realmente só existia uma linha que, pra falar a verdade, era bastante problemática. Mas tinha que ser comigo. Passavam lotadas para lugares mais distantes, outras cidades. Algumas a 75 km de distância. Mas para o meu bairro, logo ali, meia hora de carro, bem pertinho, nada. Não chegava. Depois de quase desistir ele chegava. Dava um alívio. O motorista voava. Acelerava, fazia curvas cantando pneu. É serio! Não foram poucas as vezes em que o motorista acelerava tanto que fazia curvas de quase 90 graus em alta velocidade. Era uma loucura, e eu ficava imaginando que só me faltava essa. Acontecer um acidente. Graças a Deus isto nunca aconteceu.

Chegava em casa exausto. Não conseguia nem jantar. O cansaço era tão grande que tomava banho e muitas vezes dormia no sofá da sala. Dormia às duas ou duas e meia da manhã, para acordar às cinco. Três horas de sono. Parecia uma eternidade. E lá ia eu de novo, para o ponto daquele ônibus. Problemático, demorado, horrível. Saíam vários "rápidos", como eram denominados os ônibus que partiam direto pela Avenida Brasil, até a Praça XV no centro do Rio de Janeiro, sem parar nos bairros ao longo do roteiro. Pena que este não servia para mim. Bonsucesso era muito distante do Centro, e tinha que pegar o chamado "parador". Sei lá quem era pior. O "parador" realmente era fazias jus ao nome. Parava em todos os pontos e ficava lotado. Não deixava ninguém para traz, e conseguia com isto bater o recorde de lentidão. Pois ele fazia a metade do percurso pegando passageiros e a outra metade largando os mesmos. Não era fácil! Isto quando não aconteciam brigas. Estou lembrado que, em certa ocasião, pegamos o ônibus em Anchieta e o mesmo foi lotando até Irajá, um bairro há mais ou menos quinze quilômetros. Ainda em Irajá, próximo ao Ceasa, o motorista levou uma fachada de outro ônibus, o que o deixou bastante irritado. Tomado pela raiva o mesmo perseguiu por uns quinhentos metros o outro ônibus, ultrapassou e jogou a lateral contra o outro, quebrando os vidros e quase ferindo uma moça que estava na minha frente. Loucura, ele parecia estar enlouquecido. Com raiva ele quase fere muitas pessoas, sorte que, naquele momento, as pessoas não estavam, como era hábito, encostadas na parede do ônibus olhando pelos vidros a paisagem. Era uma loucura a viagem para o serviço.

Muitas vezes eu chegava atrasado, pois constantemente acidentes faziam com que o trânsito ficasse completamente congestionado, ocasionando atrasos de até duas horas em uma viagem de quarenta minutos. Não havia como eu controlar de verdade os horários, pois eu já me levantava no limite, dormindo pouco, com uma viagem cansativa.

Chegava na Forbin, na maior parte dos dias, a tempo de iniciar a palestra para todos os alunos, como era a rotina.

Certo dia eu recebi a mensagem que teria que ministrar aulas para o pessoal da Guarda Portuária. A Forbin, como escola de formação e treinamento de profissionais de segurança, fora contratada pela FEMAR – Fundação de Estudos do Mar, uma fundação formada por oficiais da reserva da marinha, que se encontrava como responsável, contratada pela CIA Docas, pela formação dos novos agentes da guarda portuária. Imediatamente retornei positivamente. Teria que assumir a primeira turma logo pela manhã, no outro dia.

A primeira aula foi na Biblioteca, muito legal! Segundo informações a turma era composta por pessoas muito estudiosas, que estavam buscando aprovação em concursos mais difíceis, como para o Tribunal de Justiça, ou para a Policia Federal, e fizeram como experiência o concurso pouco divulgado para a guarda portuária. Foram, sem esperar, aprovados. Obviamente a turma era de altíssimo nível. Na primeira aula houve uma atenção e uma troca muito interessante. As informações fluíam com a maior facilidade.

Foi lá, em uma turma do curso de formação aplicado a Guarda Portuária que, um certo dia, durante um intervalo, uma aluna me disse:

- Instrutor! O ha eu já trabalhei no HTO – Instituto de Traumatologia e Ortopedia. Lá eu conheci um senhor que era considerado o melhor médico em ortopedia. Infelizmente ele saiu do instituto e fiquei sabendo que ele trabalha hoje, dirigindo a ABBR – Associação Brasileira Beneficente de Reabilitação, localizada no Jardim Botânico, o Senhor conhece?

- Não conheço – eu disse.

Por que o Senhor não entra na pagina virtual e procura a ABBR, eu acho que eles têm convenio com o SUS, e aí o Senhor inicia o transfere o seu filho para lá. É muito bom. Todo mundo fala muito bem. Existem várias clínicas que são trabalhadas no deficiente. Pessoas amputadas, pessoas com todo o tipo de deficiência fazem fisioterapia lá. Até cirurgias são feitas. Se o Senhor tiver alguma dificuldade, nos falamos com esse meu conhecido e pronto!

Aquilo ficou na minha cabeça durante as aulas. Terminou a aula da tarde e minha duvida não saía da cabeça.

Mais tarde voltei para a Forbin e, na saída, lá pelas 17h30minhs fui para a loja. A noite foi super agitada. As crianças que jogavam em rede não paravam de gritar. Uns compravam bala. Outros pediam para creditar meia hora. Outros pediam para desconectar. Às vezes chegavam três ou quatro pessoas que queriam ser atendidas com velocidade e não era fácil.

Quando o movimento ficou mais fraco, lá pelas vinte e três e trinta, acessei a pagina da ABBR. Uma pagina muito legal, cheia de informações. Encontrei então um local onde se poderia registrar um telefone para contato e as informações sobre o caso. Não confiei muito e então eu registrei, sem confiar muito, e desconectei.

Na mesma noite fui andando até o ponto de ônibus pensando como seria ter o Lucas andando pela casa, nem que fosse se apoiando nas paredes, dando a mão aos irmãos ou de qualquer outra forma. O mais importante era ver meu filho dando passos. Neste ponto, andar já seria muito bom, pois ele nem mesmo engatinhava. Enquanto o irmão gêmeo de Lucas, Arthur já andava pela casa, seu irmão ainda nem engatinhava. Deslocava-se se arrastando pelo chão com um rastejo como o de soldados, apoiado pelos cotovelos. Eh! Que tristeza vê-lo naquela situação.

Para Lucas tudo era novidade. Eu podia ler nos seus olhos a força que nós ainda não tínhamos. Era complicado, pois ele nos olhava com olhos de quem está seguro, confiante na recuperação. Sem traumas ou dúvidas relacionadas ao fato dele não andar. Parecia que ele agradecia a Deus o fato de estar vivo, de ter sensibilidade nas pernas, de poder sentir um pouquinho de dor na hora das injeções. Nossa quanta vontade de viver.

O inicio do tratamento

Para iniciarmos o tratamento de Lucas na ABBR passamos por uma verdadeira luta. Se continuássemos morando em Anchieta não iríamos conseguir tratá-lo no Jardim Botânico, pois a distancia era muito grande, mais de 50 quilômetros pelo menos. Graças a Deus e ao irmão

72

de Cristina, Roberto, fomos morar na Ilha do Governador, em uma casa de quintal muito grande que ficava dentro da vila militar. Sua distancia do centro da cidade do Rio de Janeiro não era tão grande quanto a distancia de Anchieta, pois desta vez, estávamos à meia hora de carro, viajando de carro, do centro e até a ABBR dava para chegar em pelo menos uma hora.

Decidimos contratar uma senhora, mesmo sem possibilidade financeiras, para tomar conta dos irmão de Lucas, pois Gabriel tinha 06 anos e Arthur apenas 03.

Lucas iniciou o tratamento passando por diversas clinicas entre elas: Psicologia, Terapia Ocupacional, Fisiatria e Fisioterapia. Ele ficava pelo menos 40 minutos em cada uma, que contando com os devidos intervalos para deslocamento, ficavam por mais de quatro horas no interior da instituição. Entrava às sete horas da manhã e não saiam antes das onze.

Eu passava por uma luta diferente daquela que Cristina passava. Eu tinha que ligar o carro logo pela manhã, o que era o meu primeiro desafio, pois o Voyage 1983 não pegava de jeito nenhum. Logo em seguida, aguardar a chegada de Dona Natalina — a Senhora Que nos ajudava — para me arrumar e acomodar Cristina e Lucas no carro. Saia em seguida rezando para não encontrar um grande engarrafamento, pois tinha que deixá-los lá e retornar para o trabalho, que ficava próximo a minha casa, uns 15 minutos de carro. Eu tinha que chegar, pelo menos às sete e meia para não me prejudicar. Na hora do almoço eu ia buscá-los e os deixava em casa para retornar, o que muitas vezes deixei de fazer para não ter o carro apreendido nas revistas policiais que aconteciam na entrada do bairro onde eu morava, pois sua documentação estava irregular, faltando vistoriar, e o departamento de transportes sempre apreendia inúmeros carros logo pela manha naquele local.

O inicio dói tratamento de Lucas foi de surpreender, pois no inicio ele se arrastava pelo chão. Nem mesmo engatinhava. Frequentou durante seis meses as seções de fisioterapia na Universidade Federal e saiu de lá do mesmo jeito, se arrastando. **Entrou para a ABBR rastejando pelo chão e um mês depois estava engatinhando. OBRIGADO MEU DEUS!** Eu sabia que tinha encontrado uma luz. Aquele era o lugar onde meu filho deveria ficar realizando seu tratamento. Cristina, porque muitas vezes o carro estava quebrado, levava o Lucas com mais de dez quilos, no colo em uma viajem cansativa de 01 hora e meia de ônibus até o Jardim Botânico.

Quando eu saía da ABBR, sozinho e cheio de pressa para chegar no trabalho, eu andava uns duzentos metros com o carro, dobrava na segunda rua à direita após um sinal de transito, atravessava um cruzamento e pronto, estava de frente para a Lagoa Rodrigo de Freitas, uma vista maravilhosa. Mais uma obra extraordinária de Deus nesta cidade do Rio de Janeiro. Aquela imagem renovava as minhas energias e reciclava a minha fé em Deus. Minha fé naquilo que era o maior plano em minha vida: a recuperação de Lucas.

4.5 - O Estabilizador Vertical

Deus nos Usa como Instrumentos

Depois de alguns meses de tratamento, os fisioterapeutas lutavam para fortalecer os membros inferiores de Lucas. O fortalecimento de suas pernas, assim como dos músculos intercostais era essencial para que ele pudesse ficar de pé. Os terapeutas então aconselharam a compra de um estabilizador vertical — um aparelho igual a uma prancha, colocada verticalmente, com fitas de fixação que passavam pelos joelhos, pelo quadril, pela cintura e pelo tórax da criança, possibilitando que a mesma fique de pé durante algumas horas por dia. Isto possibilita o fortalecimento de inúmeros grupos musculares, levando a criança a, mais tarde, ficar de pé.

Levantamos o preço do estabilizador e descobrimos que era muito caro, fora de nossas possibilidades. Tínhamos um carro velho, caindo aos pedaços, sem poder manter. O estabilizador custava quase à metade do preço do carro. O que fazer?

Saímos perguntando a todos se conheciam alguma outra forma. Cristina, com muita facilidade em relacionar-se com as pessoas, descobriu que existia um senhor, marceneiro, que fabricada sob encomenda um aparelho de madeira, que saia pelo menos pela metade do preço. Fizemos um empréstimo e compramos. Eu trabalhei durante o período da noite também para poder pagar.

Compramos o estabilizador e a entrega estava marcada para a semana seguinte. Esperamos pelo menos uns 15 dias até a entrega do aparelho. Peguei o carro e fui para a ABBR onde foi entregue. Levei para a empresa e fiquei aguardando para conversar com a Cristina quando chegasse em casa. Como cheguei muito tarde, naquele dia não conversamos e apenas tiramos o estabilizador e colocamos no carro. Na mesma semana, Lucas ainda não tinha utilizado o aparelho, Cristina retornou da ABBR com a noticia que a fisioterapeuta liberou o Lucas do estabilizador. Não acreditei! Mas era verdade, não precisava mais!

Na mesma ocasião, minha esposa me contou a historia de uma menina, paciente da ABBR que ela gostava muito.

A menina teve paralisia cerebral depois de se afogar na caixa d'agua durante uma brincadeira. Sua avó paterna a levava diariamente para tratamento. Num certo dia esta senhora comentou o seguinte com a Cristina:

— Poxa vida minha filha, esta nossa vida não é fácil. Só mesmo Deus para nos dar força para continuarmos na recuperação dos nossos filhinhos não é? Cristina estava atenta ao que ela dizia, e a Senhora continuou:

— Vê se pode, já gastamos tanto com passagem, lanche e fraldas, e agora eu não sei o que eu faço, porque o médico pediu pra gente comprar um aparelho caríssimo para continuar o tratamento da minha netinha. Ela tem muita prisão de ventre e já tentamos de tudo para melhorar, sem resultado! Cristina continuou interessada pela historia, com o coração partido, pois não tinha dinheiro para ajudar aquela senhora com a neta na cadeira de rodas, e ela continuou:

— Filha, custa mais de quinhentos reais o aparelho que serve para deixar ela em pé, toda amarradinha sabe?

Naquele momento veio a mente da Cristina o estabilizador, mas não era possível ser o mesmo aparelho. Muita coincidência! Mas Cristina perguntou:

— A Sra. sabe o nome do aparelho?

— Não sei não minha filha, mas é um que deixa a criança em pé, toda amarradinha!

— Seria estabilizador vertical? A Senhora empolgada respondeu:

— É isso mesmo, você conhece?

Então, com os olhos cheios de lágrima, Cristina respondeu para aquela avó:

— Eu tenho. Vou dar para a Senhora

Imediatamente uma onde de alegria toma o corpo daquela mulher que corre, abraça, beija, agradece, ajoelha e agradece a Deus dizendo:

— Obrigado Senhor por ter colocado esta menina no meu caminho, obrigado meu Deus. Filha eu vou colocar álcool no teu carro para você trazer esta bem? Olha você te me ajudando muito, poxa vida, obrigado filha!

Cristina respondeu que não havia necessidade, pois diariamente ela levava o Lucas para tratamento também e meio assustado ainda, Cristina me ligou contando historia.

Nos sabemos que aquele aparelho não foi comprado para que o Lucas utilizasse, mas temos certeza que fomos utilizados por Deus para que aquela menina pudesse possuí-lo. Esta foi mais uma prova das ações de Deus nas nossas vidas.

Meu filho começa então a ficar de pé apoiando-se nas paredes. Quando vimos o Lucas ficar de pé a primeira vez, sabíamos que ele iria andar e correr algum dia, contrariando as palavras daquele pediatra, que certamente não falou por mal, mas não calculou o que fez.

CAPITULO 05

DIARIO LUCAS

5.1 – A Energia Complementar.

Lucas e Arthur, já no ventre da Cristina apresentavam comportamentos diferentes. Um era muito calmo, quieto. Seus movimentos lentos e delicados. Enquanto outro muito agitado, com movimentos bruscos e uma conduta mais enérgica.

Nasceu o Lucas e o que é estranho, é que se percebe que aquilo que sobra em um, falta no outro. O que vejo é que faltaram alguns nutrientes para a formação do Lucas. Estes nutrientes foram direcionados para o Arthur. Vejo também que toda a ansiedade que sobra no Arthur falta no Lucas. Desde a infância o Lucas é muito calmo, tranquilo, e seus movimentos são suaves. Não é uma criança de reclamar. Não se assusta por qualquer coisa. Parece que seus movimentos são calmos e seguros. Enquanto isto, o Arthur é inquieto, sono agitado. Se cair uma agulha no chão ele acorda. Está sempre mais que disposto. Quando ainda era bebê o Arthur tinha espasmos musculares. Não muito constantes, mas eles existiam. Apresentamos para o médico a possibilidade de hier. atividade, que sempre foi descartada pelo médico. Só que eu percebia no meu filho, como percebo até hoje, um algo mais. Ele aprende tudo muito rápido. Mais rápido que os outros dois irmãos. Ele não pára em nenhum momento. Sempre está em atividade. Já vi crianças levadas, muito agitadas. Mas nada parecido com o Arthur. Parece, posso dizer com a segurança de quem falou para a esposa, quando ainda era namorada, que teríamos apenas filhos homens. Com a segurança de quem afirmou, em um dia de gestação, que ela estava grávida. Com esta mesma certeza posso dizer que alguma coisa que falta no Lucas, sobra no Arthur. Pois um é clone do outro, mas aconteceu como no espelho, onde as imagens são invertidas. Parece uma operação matemática do trinômio quadrado perfeito, onde os dois elementos intermediários têm o mesmo valor, porém estão invertidos. É como:

(a + b)(a + b) = a2 + ab + ba + b2 . Podemos ver que no meio do polinômio temos ab+ba. Parece que algumas características do comportamento do Arthur apresentam-se invertidas no Lucas. Não é pelo fato de se esperar que gêmeos sejam iguais. È pelo fato de existirem características tão antagônicas, tão assimétricas. Parece que um completa o outro. Parece realmente houve a completa formação dos indivíduos e só depois houve a separação. Estranho.

Mais estranho ainda é o fato de serem gêmeos univitelinos. O fato de serem clones. Nem irmãos diferentes são tão diferentes quanto os dois.

Engraçado. Lucas fala muito pouco enquanto o Arthur aprendeu rápido e faz coisas que parecem complementar as habilidades de Lucas. Parecem duas partes de uma moeda que se partiu ao meio. As partes se completam formando a unidade, entretanto o que são vantagens em um, apresentam-se como dificuldades no outro.

Agora, com as primeiras palavras, percebo que Arthur tem atenção privilegiada, percebendo assim inúmeras mudanças no ambiente e adaptando-se com maestria. Arthur parece ter alguns anos a mais em alguns momentos, preocupando-se com os irmãos no desde o momento que recebe uma bala, até o controle dos horários que o irmão Gabriel está em casa. Arthur grava com facilidade sua passagem por certos lugares e faz questão de lembrar retornar quando percebe estar nas redondezas.

Sinto muito orgulho e revelo que às vezes me assusta toda a energia apresentada por Arthur. Desde meses de nascido, Arthur é super inquieto, não suportando ficar no mesmo lugar por muito tempo. Quando ainda era bebê ele não parava. Movimentava os pés, mãos, durante o sono, enquanto acordado, em todos os momentos. Parecia que possuía uma pilha de carga eterna que o mantinha em movimento constante.

5.2 – As Internações

No ano de 2006 Lucas esteve internado com quadro de infecção urinária por três vezes. Em certo dia fomos ao hospital para consultá-lo em regime de emergência, pois ele já apresentava, há três dias, um quadro de infecção, tendo febre alta e urina fétida, com cheiro muito forte e pedaços de pus. Fomos ao hospital Jesus e a fila para consulta estava muito grande. Apesar de ser ainda sete e meia da manhã, a fila já estava gigante, mesmo que fosse pequena, as consultas com o nefrologista são marcadas com antecedência e o hospital não possui atendimento de emergência. Depois de conversar com a enfermeira para ela encaixar o prontuário do Lucas no final, ficamos mais aliviados, mas apesar do alivio ficamos aguardando até que o último paciente fosse atendido para entrarmos no consultório. Não havia jeito de furar filas pois o número de pacientes especiais era absurdo. Próximo do meio dia fomos atendidos e a médica imediatamente encaminhou o Lucas para o "Hospital Dia", local onde ficam os plantonistas, onde meu filho foi examinado até às quinze horas, quando a medica decidiu, a pedido da nefrologista, pela internação de Lucas. A previsão era de sete dias de internação. Não sabia como eu iria fazer, pois minha esposa teria que ficar internada acompanhando Lucas. Eu não podia trabalhar, pois teria que tomar conta do Gabriel e do Arthur que necessitavam de comer, vestir roupas limpas entre outros.

Tendo um carro velho quebrado em casa eu não tinha como me deslocar com velocidade para levar roupas limpas para a minha esposa. Eu acordava cedo e comprava o pão, fazia o café e dava para Gabriel e Arthur. Fazia o almoço e dava banho nos dois, depois de arrumar a casa e passar as roupas que eles fossem visitar sua mãe e irmão. Após o almoço, que saía normalmente ao meio dia, nos arrumávamos e partíamos para a visita. Chegávamos no hospital, às vezes com outros parentes aguardando na fila, e nos revezávamos durante a visitação. Cristina morria de saudades de nós. Pedia para levarmos cartão telefônico e biscoitos, que eram proibidos pela chefia de enfermagem.

Ao final do horário de visita, voltava para casa com as crianças meio tristes. O Lucas, vez por outra estava meio tristinho, mostrando a mão ou o pé, ou o tornozelo inchado por causa da agulha por onde tomava soro e eram injetados os antibióticos. Não era fácil ver o meu filho abatido, olhos fundos e tomando antibióticos fortíssimos para combater as infecções. Lucas demonstrava ser um grande guerreiro. Minha esposa também.

Meu cunhado Beto sempre me oferecia seu Fusca para meu deslocamento, que em certa ocasião eu aceitei. Realmente me serviu muito, pois era um carro que funcionava sem panes e, por isso, não me deixou na mão em nenhum momento. Durante as internações não houve carro, e foi muito mais duro!

5.3 – Os Primeiros Passos

15 de abril de 2007.

Neste momento ele chora, pois tentou chegar até o quintal, para ver os irmãos brincando. Gabriel, com 06 anos e uma criatividade fora do normal, pegou uma pilha sem uso, e apesar das recomendações de jogar a pilha fora, pois era perigoso, resolveu jogar a pilha ao chão para ver se ela estourava. Ele ouviu, em algum momento, alguém dizer que certa pilha já estava estourada, então imaginou: - Vou estourar a outra!

Depois de duas ou três broncas, o Lucas decidiu andar escorando-se nas paredes da casa.

Não é fácil vê-lo andando, escorando-se, de forma desengonçada, jogando a cabeça na tentativa de equilibrar-se. Entretanto, pensando bem. Ainda é menos doloroso do que vê-lo engatinhando, enquanto seus irmãos correm pela casa.

17 de abril de 2007.

Hoje cheguei do trabalho com pães e bolo nas mãos para o lanche da tarde. Todos estavam sentados na sala comendo pipoca e imediatamente, Gabriel com sua voz de criança de desenho animado gritou: - Meu pai!

Logo o Lucas veio passando por cima dos irmãos na minha direção. Dei-lhe um beijo e mais uma vez percebi como sua pele é macia. Fiz caretas e comecei a brincar que estava me transformando, e comecei a morder sua barriga, fingindo ser o monstro que come barriga de criança, pude sentir o cheiro de bebê da pele do meu filho. Muitas coisas no Lucas são especiais. Com um jeitinho de criança calma, ele

82

tem paciência ao se aproximar e parece ser bem mais concentrado do que os irmãos. Dificilmente o Lucas fica estressado, ansioso ou apressado. Seus movimentos são calmos e suaves, demonstrando extrema concentração. Geralmente não é falador, ficando a maior parte do tempo observando. Porém se surgir uma novidade ele se comporta como os irmãos. Faz de tudo para matar a curiosidade e ver o que está acontecendo. Pula do colo, faz força, reclama e tira as mãos de quem esta impedindo sua saída só para ver o que está acontecendo. Sua sede por informações é muito grande. Parece que maior que a dos irmãos. Maior do que a de seu irmão gêmeo, o que me surpreende.

Maior surpresa ainda é saber que os dois, Lucas e Arthur são gêmeos univitelinos, o que indica que um é clone do outro. O código genético é o mesmo. Entretanto o Arthur nasceu completamente saudável.

21 de abril de 2007 – Sábado

Acordei cedo como é de costume. Logo olhei pela janela para ver como estava o dia. Gosto muito do ar da manhã. Ar fresco que parece mais puro. É muito bom sair pela rua apara comprar pão, encontrar as pessoas de bom humor, pois ainda não foram contaminadas pelos problemas e preocupações da vida cotidiana. Tinha muitos afazeres. Certamente teria que comprar os mantimentos para o almoço.

Assim quando cheguei na padaria pensei na possibilidade de comprar bolinhos para as crianças, entretanto não seria possível, pois eu teria que economizar dinheiro para pagar a prestação do carro. Que pena. Já estava imaginando o Lucas com aquela cara de menino guloso dizendo: - É bolinho pai? É bolinho?

Não teve jeito. Comprei os pães e assim quando cheguei em casa fiz o café. O pão ainda estava quente. Certamente a esta hora Lucas e

Arthur já estavam acordados. Todos os dois sempre acordam cedo, lá pelas sete da manhã. É só entrar um pequeno raio de sol no quarto, qualquer claridade, que eles acordam. É uma vontade muito grande de aprender, de conhecer o mundo, de brincar, de conversar, de viver. Quando olho para os dois, parece que sinto sair de seus olhos a energia, a grande vontade de viver que emana de seus corpos. Não entendo mas consigo sentir. Vou explicar. Dizem que as crianças não têm pecado. São como anjinhos. São exemplos da manifestação da divindade no ser humano. Assim eu acredito. É muito forte a energia que emana das crianças.

Depois que todos acordaram e o dia começou, decidi consertar o carro, um Volkswagen – Voyage ano 1984. Muito velho, mas com problemas que, se eliminados, renderia um bom dinheiro.

Enquanto eu consertava o carro, Arthur e Gabriel brincavam no quintal. Gabriel molhava o quintal, enquanto Lucas brincava dentro de uma bacia, como se fosse uma piscina. Que dor! Os irmãos brincando no quintal, correndo, pulando e o Lucas sentado numa bacia com água, certamente cheio de vontade de brincar.

Sei que, o fato do Lucas nunca ter andado antes contribui para não acontecer inveja ou grandes traumas, pois para ele, isto é normal. Entretanto quando surge a pergunta? Quando Lucas vai perguntar porquê? E quando ele perceber que é diferente? Como vou administrar seus traumas? Pior! Como vamos responder sua perguntas?

"Quando soube que Lucas deu os primeiros passos, eu senti que já sabia que aquilo iria acontecer logo... Deus fala comigo... Sou impulsionado adiante pela fé".

Dia 28 de maio de 2007

84

Diário de Lucas – Uma Historia de Superação

Acordei no susto, pois à noite de sono passou rápido. Nem me lembro se houve algum sonho. Dizem os especialistas que mesmo quando não lembramos, sonhamos. Não posso afirmar algo na condição de leigo, mas é muito importante destacar que o tempo apresenta-se de forma estranha. Em alguns casos afirmamos que passa rápido, em outros nem percebemos. Quando estamos assistindo a um programa interessante, somos conduzidos pelas imagens e sons a um mundo desconhecido. Participamos da historia ativamente. Mesmo sentado em uma poltrona, em lugar sossegado, sozinhos, com a tela a frente, nos sentimos inseridos no mundo real da encenação que se desenvolve. Nossas reações são as mesmas de alguém que vive a suposta situação em tempo real. Nosso cérebro comporta-se da mesma forma, comandando a hipófise, responsável pela coordenação das glândulas, a liberação de substancias como a adrenalina, originária das suprarrenais. As emoções nos tomam como se fossemos prisioneiros de nossos sentimentos. O corpo é bombardeado por substancias comuns a quem vive a própria situação de risco, no caso do filme de ação.

Tão rico é o nosso corpo. Tão infinita é nossa mente. Imagino, daqui a alguns anos, meu filho com uns seis anos de idade, sentado em uma poltrona, assistindo um filme e pensando em correr como aqueles mocinhos, com agilidade, equilíbrio e segurança. Como deve ser para uma criança de seis ou sete anos, administrar a vontade de andar, de correr, sem nunca ter tido a oportunidade de experimentar. Acho melhor deixar estes devaneios para mais tarde.

Hoje, acordei em cima da hora de ir ao trabalho e tive que me arrumar com velocidade. Faz frio e chove bem fino. Imagino que o termômetro esteja marcando uns 15 graus Celsius. Para quem mora em regiões como o estado do Rio Grande do Sul, a região serrana de Santa Catarina, do Paraná ou algum país europeu, esta temperatura é agradável e não é grande incomodo o fato de ter que tomar um banho frio logo pela manhã. Entretanto, para nós cariocas, nascidos e criados na cidade maravilhosa, torna-se muito complicado administrar o dia com frio como este. A temperatura média no Rio de Janeiro é marcada entre 25 e 30 graus na maior arte do ano. O ano todo faz calor, chegando aos extremos de quarenta e cinco graus no verão e muitas vezes trinta e cinco graus em dias de inverno. Afinal de contas o Rio de Janeiro é a terra da praia de Ipanema, Copacabana, do Carnaval e do futebol. Não posso afirmar que é impossível resistir ao frio, mas ele realmente incomoda.

Fui ao banheiro, entrei no chuveiro, me arrumei com velocidade e parti para o trabalho. Minha pasta, de couro, é utilizada pelo primeiro dia. No dia anterior fiquei acordado até tarde limpando, tirando a poeira e passando óleo para tirar a secura da poeira. As palmilhas do meu sapato eu troquei, pois o mesmo estava furado. O engraçado é que eu trabalhava diariamente de camisa social, gravata, calça bem passada, e mesmo assim me sentia mal vestido. As pessoas à minha volta certamente não sentiam o mesmo, pois só eu sabia que meu sapato estava furado, que não poderia pisar em uma possa de água que a o risco de molhar as meias seria potencializado. Minha antiga pasta, sem alça, já mostrava um furo no lugar do encaixe da mão e seu fundo já estava todo ressecado com rachaduras, deixando à mostra os meus pertences. Que vergonha penso muitas vezes, porém como posso comprar outra pasta com as despesas que tenho. Outro dia, passeando em um shopping, entrei em uma loja de bolsas e calçados onde encontrei uma pasta muito alinhada com um preço bem em conta. Imediatamente lembrei quantos pacotes de fraldas eu poderia comprar para o Lucas com aquele dinheiro.   Não é justo comprar uma pasta para transportar os relatórios da empresa e o material da faculdade em troca da falta de materiais para a sobrevivência dos meus filhos, muitos menos em troca da necessidade de materiais importantes para meu filho Lucas.

Minha pasta estava bonita, arrumada, um pouco surrada, mas apresentável. Esta mesma pasta chegou à casa de minha mãe quando ela mesma fazia faxina na casa de uma senhora já idosa, mãe de cinco filhos, todos adultos. Esta senhora, muito simpática, era proprietária de um posto de gasolina e uma de suas filhas era gerente de uma agencia bancaria. Esta mulher chamada Fátima comprou uma pasta nova e doou a antiga para minha mãe. Não sei de onde ela tirou aquela pasta, pois hoje, quinze anos depois vejo que aquela pasta é masculina, o que me leva a pensar que Fátima não utilizava a pasta. Não importa, o que se destaca de verdade é o fato de eu, naquele tempo imaginar que jamais precisaria utilizar aquela pasta e muito tempo depois eu estar em uma situação que me força a "desenterrá-la" e utilizá-la.

Parti para o serviço. Comecei o expediente como em tantos outros dias.

Depois do café da manhã, fui ao banheiro. No banheiro recebia ligação da minha esposa e não saí de lá, pois ali eu poderia falar mais à vontade. Cristina, minha esposa, parecia estar chorando quando ligou para mim. Não falou muito, parecia uma ligação de rotina, e eu, sem muita preocupação, não perguntei o que estava acontecendo, pois lá no fundo, pensei que estivesse enganado. Depois dos assuntos rotineiros, Cristina começou a falar em um tom mais engasgado, dizendo:

— Marcelo... Tenho que te falar uma coisa! — O tom era de tristeza e comecei a ficar preocupado. Mas ela continuou:

— Marcelo...

— Fala Cristina, já estou ficando preocupado!

— Não fica assustado não, porque não é nada grave, mas é muito importante!

— Diz Cristina, eu tô ouvindo.

— Marcelo, o Luquinha andou.

— Espera aí Cristina, eu não entendi direito. O que você falou?

— Marcelo, eu estava na sala, aí eu coloquei o Luquinha encostado na poltrona e falei assim para ele: — Vem na mamãe Luquinha, vem! — Aí ele deu três passinhos.

— Cristina, eu disse, ele andou sozinho, sem você segurar?

— É isso mesmo Marcelo. Eu falei que ia dar uma bala para ele se ele viesse andando na minha direção, aí ele veio. Primeiro ele deu três passos, depois quatro e chegou a dar cinco passos e logo depois se jogava. Marcelo ele andou muito!

Imediatamente eu lembrei que no dia anterior a Cristina falou para mim: —Marcelo, eu quero que você chegue em casa um dia e eu te mostre que o Lucas está andando. — E aconteceu que no dia seguinte ele estava começando a andar.

Recebi esta notícia e imediatamente fui falar com meus amigos e colegas. Todos ficaram muito felizes. Eu podia ver nos olhos deles a felicidade de me verem tão feliz. Algo ainda estava estranho, pois em minha garganta existia um bolo que me impedia de sentir qualquer emoção. Era uma alegria fria que não tomava o meu peito. Estava apenas em minha mente, como um pensamento que estaria se iniciando naquele momento um período muito bom, de grandes e boas novidades, um período de graças.

Fui novamente ao banheiro e não aguentei, veio uma vontade muito grande de chorar. Lembrei de quando recebi o telefonema do hospital, no dia 04 de dezembro de 2003, quando a telefonista disse que eu teria que ir à maternidade para registrar o meu filho em regime de urgência, pois ele precisava sofrer uma cirurgia ainda naquele dia. Lembrei os momentos de incerteza que passamos, sem saber o que seria do Lucas quando crescesse e deixasse de ser um bebê. Lembrei da cena do Arthur dando os primeiros passos, na casa em Anchieta, e o Lucas se arrastando pelo chão, com força para erguer muito mal a cabeça. Lembrei dos meses de fisioterapia no hospital do fundão e a nossa expectativa em ver o Lucas andar, sem nenhuma novidade. Lembrei da abençoada ABBR que fez com que meu filho andasse em menos de um mês. Porém a primeira coisa que eu lembrei foi que, nós pedimos muito a Deus que isto acontecesse, e imediatamente eu repeti inúmeras vezes:

— Obrigado meu Deus!

— Obrigado meu Deus!

— Obrigado meu Deus!

— Obrigado meu Deus!

Eu não podia falar outra coisa. Lembrava de tudo e repetia, baixinho, tentando prender o choro, pois eu não queria que ninguém percebesse que eu estava chorando.

Era hora do almoço e os meus colegas haviam saído para almoçar. Entretanto eu e Tony, Antônio Avelino de Carvalho, um camarada muito amigo, com um coração de tamanho incomensurável, estávamos trabalhando, tentando adiantar algumas missões. Quando retornei para a sala, tentei disfarçar e esconder que estava chorando, mas eu acho que o Tony percebeu.

... Tenho que registrar isto. Estou escrevendo isto um pouco atrasado. Estou em casa agora. Hoje é dia 30 de maio de 2007 e são 22:34. Quando olhei para meu lado, há um minuto, minha esposa me mostrou Lucas. Ele acordou e pediu para vir até a sala. Engraçado eu acabei de escrever que "sou impulsionado pela fé... Deus fala comigo..." Acho que isto é mais uma prova que Ele fala comigo. A responsabilidade é muito grande...

Depois que conversei com todos os amigos a respeito do que havia acontecido, voltei às atividades, pois o horário do almoço já estava terminando. Chegou à sala, retornando do almoço, meu amigo André Luiz Cabral, instrutor da empresa, formando em pedagogia e profundo conhecedor de Teologia. — Constantemente conversamos a respeito de inúmeros assuntos, principalmente sobre os desconhecidos Planos de Deus para a vida de minha família. Lembro-me de uma ocasião em que ele comentou que quando estamos frente a uma possibilidade de mudança, Deus abranda o coração dos responsáveis pela mudança, para que nós somemos força para convencê-la da necessidade de mudança. Os obstáculos apresentados nos força a melhorarmos o relacionamento interpessoal, nos aproximarmos das pessoas vencermos nossos medos, controlarmos nossas emoções, para que desta forma possamos vivenciar os novos tempos com maturidade e estrutura.— Então contei para ele o que havia acontecido, que minha esposa havia comentado emocionada, que Lucas havia andado em troca de uma bala. Depois de tecer os comentários que demonstraram sua felicidade, André fez uma brincadeira interessante, dizendo:

— Marcelo, se ele deu alguns passos em troca de uma bala, então dá pra ele um montão de balas que ele vai da diversos passos.

Sem perceber André Luiz me fez prestar maior atenção em um ponto até então despercebido, o fato de Lucas não ter realizado a proeza de caminhar alguns poucos passos anteriormente pela insegurança. Hoje, sentindo-se mais seguro e sendo desafiado em troca de uma simples bala ele venceu uma barreira, dando provas a mim e minha esposa que pode surpreender ainda mais. Lucas apresenta uma novidade a cada dia. Vejo que sua coragem e sua força são maiores que as minhas, pois ele enfrenta com um olhar de doçura e muito bom humor as situações mais complicadas. Constantemente Lucas retribui com um sorriso o fato de conhecer alguém. Na sexta-feira comecei o dia bem disposto, sentindo o cansaço da semana, mas disposto a encerrar a semana com chave de ouro. Sabia que trabalharia de oito da manhã até as dezessete, sem horário de almoço, e as dezenove iniciar as aulas com o curso de formação de vigilantes noturno. Não iria ser fácil, eu sabia, entretanto precisava ministrar as aulas do curso em questão para complementar o meu salário. Em cada noite trabalhada, eu ganhava o equivalente a vinte dólares. Não era muito para um trabalho técnico, mas a ajuda era abençoada.

Iniciei as instruções apresentando-me à turma. Ministrei uma aula de defesa pessoal avançada teórica e liberei a turma às vinte e duas horas. Como não tenho chaves do prédio, fiquei com as chaves de Jeremias, o coordenador de instrução, e fechei o portão indo para casa em seguida. A noite era fria e eu rezava para não cair chuva devido ao meu sapato furado.

No outro dia, acordamos cedo e fui, às doze horas, à empresa para entregar as chaves, como combinado no dia anterior.

Chegando à empresa estacionamos o carro e eu desci com o Gabriel e Arthur, deixando Cristina com o Lucas dentro do carro. Fomos à sala da gerência e lá estavam Alvim e Eliseu. Entreguei as chaves apresentando Gabriel, que imediatamente os cumprimentou com um aperto de mão. O mesmo fez Arthur, que demonstrou toda a sua força dando um tapa na mão de Alvim.

Voltamos para o carro e partimos a caminho da casa de minha sogra em Campo Grande. São aproximadamente cinquenta quilômetros de Bonsucesso a Campo Grande e como eu tinha que economizar combustível, peguei o caminho da linha amarela, pois viajando pela Avenida Brasil faríamos um caminho que segue às margens da baía de Guanabara fazendo um grande semicírculo até Parada de Lucas, que certamente percorre uma distancia maior do que a reta feita pela avenida automóvel clube cortando os bairros que são circundados pela avenida Brasil. Contando para alguns amigos, percebo a face de dúvida, como se me perguntassem sobre a verdadeira necessidade destes cálculos. O hábito em calcular e economizar não é ruim, mas torna-se ainda mais importante quando se tem uma despesa muito alta. Qualquer litro de combustível, qualquer dinheiro de passagem faz falta em momentos importantes da vida de quem tem quatro filhos, criando um especial.

Uma criança com "*Mielo*" necessita de cuidados especiais no que se refere diversos fatores. A respeito de tratamento médico, são vários os especialistas envolvidos no acompanhamento. Desprezar alguns pequenos problemas pode levar uma criança com *Mielo* a outros ainda maiores. Entre as diversas especialidades que fazem parte da vida do *Mielo* podemos destacar:

Neurocirurgião: Enquanto ainda é um bebê, a criança com Mielo sofre uma cirurgia que objetiva colocar no lugar certo parte da medula, reconstituindo a estrutura óssea de algumas vértebras. Esta cirurgia é primeira e mais importante, pois quando nasce, a criança com Mielo tem parte da coluna vertebral ainda apresentada em duas partes sem u calcificação normal, chamada por alguns autores de *coluna bífida*. A presença do neurocirurgião no acompanhamento da criança durante todos os anos é fundamental, pois, com a alteração e exposição de parte da medula, fazendo uma curva acentuada pela parte da coluna que não se fundiu, a parte superior do sistema nervoso, o encéfalo, com Bulbo raquidiano e cerebelo é puxado para baixo, provocando uma grande pressão do encéfalo contra o forame magno na base do crânio. Esta pressão faz com que o organismo desenvolva um mecanismo de defesa que é a produção de um líquido para compensação. Entretanto o líquido é produzido continuamente e em excesso, aumentando a pressão intracraniana. Como o crânio ainda não está completamente calcificado, restando o fechamento da frontanela, o mesmo cresce na proporção da produção do líquido, só que infelizmente fora do ritmo do crescimento do crânio de uma criança comum. O crânio cresce em velocidade maior que o normal, devido ao problema chamado *hidrocefalia*. Esta produção descontrolada de líquido, e consequente crescimento da cabeça são compensados com um procedimento cirúrgico que insere uma válvula em certa área do crânio, que conduz o líquido através de um cateter até o aparelho digestivo. As necessidades de colocar a válvula, o diagnostico e a cirurgia nos primeiros dias de vida, o acompanhamento dos problemas causados pela rejeição da válvula, a cirurgia de troca da válvula após os dez anos de idade, todos estes pontos devem ser acompanhados de perto pelo *Neurocirurgião*.

93

Nefrologista: A criança como Mielo não possui raízes nervosas suficientes para o funcionamento dos *esfíncteres* (Esfíncter – Musculatura lisa responsável pelo controle das excreções). A bexiga da criança com, normalmente é *bexiga neurogênica*. Pela ausência de sensibilidade nesta área, a bexiga fica constantemente contraída, provocando acúmulo de urina em pequenas bolsas que, com o tempo de acúmulo acaba por provocar infecções devido ao desenvolvimento de colônias de bactérias. Uma infecção urinária pode dificultar a liberação da urina, casando muitas vezes o refluxo (o retorno da urina pelas vias urinárias até os rins) o que pode infeccionar os rins e levar rapidamente à morte. Normalmente, a criança com Mielo deve fazer cateterismo para retirar a urina. Um cateter é introduzido pela uretra, com uso de uma substancia lubrificante, até chegar à bexiga. Então a urina é esgotada pelo tubo até esvaziar a bexiga. Por não ter controle sobre os *esfíncteres* o Mielo necessita deste procedimento para minimizar o risco de infecção. O mais doloroso para os pais é o fato de seu filho necessitar que este procedimento seja repetido pelo mesmo numero de vezes que uma pessoa comum vai ao banheiro. O procedimento, hoje é repetido com o Lucas no mínimo quatro vezes por dia. Cada sonda custa em média oitenta centavos de real, vezes quatro chegamos a três reais e vinte por dias, que multiplicados por trinta dá noventa e seis reais por dia. Para o proporcionar o relaxamento da bexiga, Lucas toma *Retemic*, um remédio a base de **oxibutinina** que auxilia no desenvolvimento da sensibilidade através da contração natural e do relaxamento induzido da bexiga. Sem a utilização do remédio, as fraldas de Lucas ficavam constantemente secas, sem uma só gota de urina expelida espontaneamente. Alguns meses após o início do tratamento com *Retemic* — que custa aproximadamente vinte e sete reais cada caixa, totalizando duas caixas por mês — as fraldas amanheciam molhadas, pois parte da urina era expelida naturalmente devido ao relaxamento da bexiga. Segundo a médica nefrologista, alguns jovens com Mielo, adolescentes de doze anos de idade, utilizam sondas naturalmente, sem prejuízo da *psique*, pois encaram este procedimento, desde a infância, com muita naturalidade. Quando ficam apertados — pois desenvolveram alguma sensibilidade devido aos medicamentos — vão ao banheiro e fazem sonda, sem precisar de ajuda de terceiros. Alguns namoram e levam uma vida normal, sem restrições sociais relacionadas às deficiências.

Grastro – Neste caso, o médico verifica os problemas digestivos, principalmente os intestinais, pois pelo fato do *Mielo* não possuir domínio sobre os esfíncteres ele desenvolve dificuldades em defecar. As fezes normalmente ficam endurecidas e ressecadas. As fezes normalmente ficam duras como pequenas pedras. Muitas vezes tive que consolar minha esposa após a troca de fraldas. Quando ajudei meu filho a defecar não foi nada legal. As fezes ficam acumuladas como um tubo comum, quando está entupido. Com massagem no abdômen e movimentando suas duas pernas, fui ajudando Lucas, vendo as dificuldades para liberar as fezes e verificando não haver nem um movimento voluntário ou involuntário. A dor é muito grande. Não digo a dor de ver a realidade do meu filho, mas a sensação de impotência em saber que não existe cirurgia, não existe dinheiro para tratamento, ainda não existe algo que eu possa fazer para reverter este quadro e ajudar o meu filho a, no mínimo poder fazer suas necessidades. Minhas esperanças estão depositadas em Deus.

Nutricionista - Normalmente a criança necessita de uma dieta balanceada, rica em fibras entre outros elementos o que nos leva a necessidade de acompanhamento por um profissional especializado. As prisões de ventre são muitas e podem propiciar novas infecções urinarias.

Fisioterapeuta - Devido ao desenvolvimento do Mielo, toda a região localizada abaixo da lesão fica comprometida, pois uma grande concentração de nervos, impedindo o enraizamento para as regiões inferiores. Devido a isto, alguns grupo musculares não possuem sensibilidade ocasionando em certos casos quadros de paraplegia ou paraplegia flácida, como é o caso de Lucas. Uma lesão na coluna vertebral pode ocasionar problemas distintos dependendo da região atingida. A coluna vertebral é subdividida em outras cinco colunas: Cervical, torácica, lombar, sacral e coccígea. A coluna cervical é formada de sete vértebras que são denominadas pela inicial da Coluna, como "C" de cervical e "T" de torácica, seguida do número correspondente a posição da vértebra se contado em ordem, no sentido longitudinal na direção da cabeça aos pés. Então temos na cervical sete vértebras de C1 até C7. A coluna torácica é composta de doze vértebras de T1 até T12. A coluna lombar formada de seis, a sacral de cinco e a coccígea de três a cinco vértebras, totalizado de trinta e três a trinta e cinco vértebras em toda a coluna.

Dia 08 de junho de 2007.

5.4 – As Primeiras Pedaladas

Acordei atrasado. Cristina me pediu para ir até a ABBR para marcar uma consulta para o Lucas com a Dra. Sandra. Infelizmente as consultas marcadas hoje são realizadas um mês ou um mês e meio depois. Esta consulta é muito importante, pois apesar de não ter conhecido uma fisiatra antes, tenho certeza que Dra. Sandra é especial. Completamente desprendida de vaidades e quaisquer futilidades, na primeira consulta do Lucas ela nos recebeu dizendo para ficarmos à vontade. Só para imaginar quanto ousada ela foi, vou revelar algo importante. Fomos todos à consulta, estávamos em grupo de dois adultos e três crianças. Eu e Cristina sabíamos que a visita ou qualquer outro compromisso de uma família tão grande assim é um tanto quanto incômodo para o anfitrião. Logo Arthur sentiu-se bastante solto, logo depois foi a vez de Lucas, que fez tudo aquilo que a Dra. pediu. Neste meio tempo, Dra. Sandra viu Arthur derrubar os brinquedos, viu o Gabriel mexer onde não devia, mas não teve jeito, ela continuava completamente concentrada e dizendo:

— Deixa eles, isto é para mexer mesmo.

— Não tem problema, eles são crianças!

Quando me dei conta, Dra Sandra já estava sentada no chão, chamando Lucas para caminhar em sua direção, dizendo:

— Ta vendo mãe? Por que ficar assim? Ele está tão bem!

Minha esposa estava derretendo-se em lágrimas. Amargurada, vendo os problemas de nosso filho e lamentando-se. O tempo todo Cristina perguntava:

— Meu Deus, por que ele? Porque logo o meu filho?

Cristina não via naquele momento, que a pergunta não cabia. Talvez o que coubesse era perguntar "pra que". Não sabemos hoje, acredito eu, as causas pelas quais Deus pões as coisas em nossa vida, entretanto devemos acreditar, digo ter fé, que Ele é o Senhor de nossas vidas e tem em Suas mãos os nossos destinos na forma de Obras Divinas.

A consulta daquele dia terminou e eu não esqueci mais quem era Dra. Sandra. Principalmente por que ela abriu os meus olhos na respeito da quantidade de profissionais de medicina, especializados em mielomeningocéli. Segundo ela, a quantidade de profissionais conhecedores desta deficiência é pequeno e geralmente, são conhecidos pelo nome.

Infelizmente, quando acordei eram sete e meia da manhã. Perdi completamente a hora, pois eu tinha que acordar às cinco e meia para me arrumar, colocar o carro pára aquecer e partir para o Jardim Botânico por causa do trânsito. Não poderia chegar atrasado, pois a nova administração no meu trabalho estava valorizando ainda mais a pontualidade. Não gostaria de ser confundido com outros colegas bem menos comprometidos.

Fui direto para o banheiro, sem tempo de tomar banho, comecei a escovar os dentes enquanto vestia a calça. Rapidamente fiz a barba e aproveitei para lavar o rosto em seguida. Peguei a primeira roupa que vi, vesti, dei um beijo na Cristina, me desculpei e parti para o trabalho com o carro. Percebi um transito intenso, apesar do feriado de "*Corpus Cristi (comemorado quarenta dias após a páscoa)*" no dia anterior. Consegui chegar encima da hora. Assim quando entrei na empresa fui tomar o meu importante café da manhã. Já havia pensado no dia anterior na possibilidade de levar as crianças para jogar futebol após o expediente.

Na hora do almoço recebi uma ligação da Cristina me pedindo para levar as crianças na pracinha na parte da tarde. Pensei não ser verdade o que ela estava me falando, mas era sim. Mais uma vez estávamos em sintonia.

Terminou o expediente e fui embora rapidamente, preocupado com meu amigo cabra, pois acontecera algo desagradável minutos antes. Estava se repetindo mais um cenário de desmotivação na empresa onde trabalhávamos. São repetidos várias vezes na semana, comentários que não vem ao caso descrever, mas é importante dizer que, em muitas empresas, as pessoas ficam preocupadas com besteiras do cotidiano e esquecem de fazer o que é realmente importante: "Avaliar o passado para melhorar o presente e planejar o futuro". Este é uma das definições de história que eu não esqueci.

Cheguei em casa e encontrei todos prontos para ir à praça. Coloquei as crianças dentro do carro e dei uma bobeira gigantesca.Coloquei álcool no sistema de arrefecimento do carro, e para não estragar o passeio, completei com água e segui em frente.

Chegamos à pracinha e fomos para a brincadeira. Levei a bicicleta do Arthur, a bola de futebol do Gabriel e o Velotrol do Lucas. Apesar de pequeno, é puxado por um fio, pois Lucas ainda não tem força suficiente para pedalar. Jogamos bola. Levei os gêmeos para escorregar, onde aproveitei para exercitar o Lucas, que sobe na escada de degraus próximos e aproximadamente dois metros e meio de altura. Ele adora subir a escada sozinho — claro que vou ajudando ele quando fica mais alto — e começar a escorregar. Depois da queda, ele sai todo empolgado, certamente com vontade de correr, na direção da escada, pronto para se lançar em uma nova aventura. Ficamos no escorrego durante uma meia hora. Lucas deve ter subido umas oito vezes aproximadamente.

Saímos da área dos brinquedos e fomos em direção ao carro com o objetivo de voltarmos para casa. Gabriel, que sempre tem uma surpresa quando estamos prontos para sair de casa, pedi-me para ir ao banheiro e eu sabia que ele poderia esperar um pouquinho mais. Quando fui em direção ao carro, percebi que o piso da ciclovia que contorna a pracinha era apropriado para o Lucas dar uma voltinha com o andador. Se ele não conseguir porque gosta de se jogar para frente, imaginei, que poderia dar uma voltinha andando no velotrol, o que faria muito bem a todos nós. Fui até o carro pegando então a bicicleta do Arthur, o velelotrol do Lucas e, mesmo tendo me pedido, não peguei a bola do meu filho Gabriel. Fomos puxando o Lucas pelo cordão do carrinho e o Arthur partiu direto andando com sua bicicletinha sem utilizar as rodinhas, pois dias antes eu havia lhe ensinado a andar sem as rodinhas. Esperto e de coordenação motora refinada, Arthur partiu chamando a atenção de várias pessoas. Onde ele passava as pessoas olhavam admiradas, com o fato de um menino tão pequenino andar de bicicleta tão bem. Acho que não é coisa de pai coruja, pois o Arthur tem três anos de idade.

Quando chegamos à metade do caminho percebi que Gabriel havia ficado para traz e Cristina já havia o chamado umas três ou quatro vezes. Passeio o cordão do carrinho do Lucas para Cristina e fui na direção do Gabriel. Chegando lá imediatamente me agachei e perguntei o que estava acontecendo. Não recebi retorno e perguntei:

— E aí Gabriel vamos dar uma volta?

— Não Pai eu não quero. Respondeu ele.

— Filho, o que está acontecendo? Perguntei, preocupado com o fato de ele estar sentindo-se excluído pelo fato de seus irmãos estarem andando de bicicleta e ele não. Então disse:

— Gabriel, se você quiser eu aprendo a desmontar a sua bicicleta e trago no carro para podermos brincar. Então ele me explicou:

— Pai, porque eles podem andar de bicicleta eu não posso trazer a minha bola! – Senti um grande alívio e falei imediatamente para ele:

— Meu filho vamos agora pegar a bola no carro. – Vi a cara de felicidade estampada e saímos correndo imediatamente.

Na volta, peguei novamente o Lucas e percebi que enquanto eu puxava o carrinho, ele, meio desajeitado, pedalava. Percebi que os seus pés saíam toda hora do pedal. Falei então para ele unir os joelhos, fazer força tentando uni-los para que suas pernas ficassem alinhadas. Ele tentava e pedalava sem muita força. Percebi então que eu dava impulso e ele continuava pedalando. Mostrei para Cristina, falando para ela disfarçar e olhar. Cristina viu que Lucas pela primeira vez estava pedalando de verdade.

Estou muito feliz e cheio de esperanças. Quero logo ver o meu filho andando. Quero que ele compartilhe da alegria de correr junto com outras crianças, sem ter que vê-los de um nível mais baixo, olhando para cima, ou muito menos com os joelhos no chão. Quero e quero muito, que todas as pessoas que achavam mentira as oportunidades que eu criava para acompanhar meus filhos e minha esposa às consultas. Quero que estas pessoas engulam o que falam, ou o que falaram. Quero meu filho andando e muito feliz. O dia em que eu ver isto saberei que valeu à pena engolir todos estes sapos. Tenho certeza que não foi por maldade que alguns colegas transformaram em mentira as minhas dispensas do trabalho para levar o Lucas ao médico. Fico contrariado com a falta de sensibilidade.

Quero que você, leitor, saiba que ter um filho especial é ver todas as crianças como se fossem teus filhos. Ter uma criança especial te faz valorizar as coisas que avaliamos, inicialmente que sejam pequenas, como andar, correr ou ficar de pé. Devemos valorizar as conquistas da humanidade, pois todas elas são concretizações dos milagres diários que Deus nos proporciona.

Dia 06 de janeiro de 2008 - Domingo.

Neste dia tive que trabalhar, pois estava precisando de dinheiro.

Alimentar quatro filhos não é fácil e eu não conheço outra forma de ganhar dinheiro honestamente que não seja trabalhando e estudando. Como não tive alternativa, coloquei-me como voluntário par trabalhar no domingo, pois na sexta feira eu possuía apenas dez reais para a despesa do final de semana, até chegar o dia do pagamento do salário do mês. Sem alternativa tive que fazer aquilo que eu menos gosto. Ficar distante dos meus filhos. Acredito que não há horas extra no mundo que pague o aprendizado, as alegrias, as novidades, enfim as experiências vividas durante o contato com a família.

Vejo a relação entre filhos e pais como um muro construído com tijolos maciços. Cada contato entre os dois, contato este que possui abordagem inicial, desenvolvimento de assuntos e conclusão do assunto, representa um tijolo que de acordo com o grau de emoção é assentado sobre esta parede. A massa que liga o tijolo à parede depende do grau de envolvimento emocional dos dois. A parede do filho ainda está em construção, então nela são assentados os primeiros tijolos. A parede do pai, ou da mãe dependendo do caso já está bastante alta, pois os primeiros tijolos foram assentados na sua infância durante o relacionamento com os seus pais ou responsáveis. A parede não pára de ser construída então cada momento em que eu não estou presente, fisicamente, na vida do meu filho representa um tijolo que não é colocado. O próximo tijolo, certamente, não entrará onde deveria ter entrado o anterior. Cada tijolo tem um lugar a ser colocado e quando falta algum, fica um espaço vazio. O problema surge quando visualizamos a parede como um todo. Se existem inúmeros espaços vagos na sua base, onde deveriam existir tijolos, quer dizer, se existem buracos na base da parede podemos concluir que esta parede é mais fraca que inúmeras outras. Dependendo do número de vagas, esta ela pode ter a sua estrutura comprometida. Pergunto a você neste momento: quanto custa cada tijolo da base desta parede? Vale muito o pouco. Trocar um destes tijolos por uma migalha de dinheiro vale a pena? Sei que existem prioridades n vida das pessoas, mas sei também que estas prioridades transformam-se em componente do fim da lista quando comparadas à personalidade de nossos filhos. Sei também que em algumas famílias não teremos a presença do pai, o que quer dizer que a parede não pára de ser construída. A diferença é que estas vagas muitas vezes são preenchidas por tijolos com formato completamente diferente do espaço existente no muro. Alguns maiores, fazendo com que as próximas fileiras tenham inclinações diferentes, outros são menores, deixando uma pequena vaga sem preenchimento. Sem contar com a qualidade da massa que une os tijolos, que na falta de massa original, os tijolos são assentados com massas que NUNCA poderão substituí-la.

Trabalhei todo o dia. Saí às quatro horas da tarde e fui direto para casa.

Quando cheguei, Lucas e Arthur estavam brincando de "lego" no chão da sala. Era um dia chuvoso e não era possível brincar no quintal. Gabriel estava assistindo um filme e Cristina estava super bem humorada, o que é raro.

Percebi que os dois, Lucas e Arthur têm habilidades bem diferentes ao manusear os brinquedos.

Lucas sente dificuldades em fazer os encaixes das peças, pois sua coordenação motora fina ainda não está muito apurada. Ele pega nos objetos deixando ainda o dedo mínimo e o anelar levantados indicando a falta de domínio sobre os mesmos. Percebe-se também que ele tem dificuldades para concentrar-se, o que já foi alertado pela professora na escola. Lucas faz treinamentos durante as cessões de terapia

103

ocupacional, onde a pedagoga o estimula a interagir com outras crianças, coisa que ele já consegue fazer com maestria e estimula também os movimentos básicos para a boa coordenação motora fina, como pinça entre outros.

Por não possuir boa coordenação motora ele sente dificuldades em encaixar as peças do brinquedo. Logo se percebe a falta de motivação em continuar brincando, então Lucas diverte-se atrapalhando as brincadeiras do Arthur.

Arthur por sua vez demonstra alta capacidade em encaixar as peças do brinquedo. Ele consegue, não sei como, de montar construções complexas, com ramificações que progridem nos três planos.

5.5 – A liberação da Fisioterapia

05 de junho de 2008 –

O relógio despertou às 04:30 da manhã. Eu travei e deixei que voltasse a despertar em quinze minutos. Cristina não deu sinal de acordar. Continuou dormindo, cansada pelas atividades do dia anterior, pois às 23:30 ela dá o antibiótico profilático do Lucas e à meia noite ela retira o xixi pela última vez, para que ele não acorde com a bexiga muito cheia. Às 04:45 o relógio tocou novamente e não tive coragem de acordar minha esposa. Parecia um anjo dormindo...

Caramba! Perdemos a hora. Já eram seis e vinte da manhã e precisávamos levantar. Eu para chegar no trabalho às sete em ponto, pois só havia tempo para tomar café até as sete e meia, quando o portão da empresa se abre para a entrada dos alunos. Cristina precisava chegar à ABBR, no Jardim Botânico, bairro complicado por causa do trânsito e dos alagamentos comuns em dias de chuva, às sete horas da manhã. Ajudei a arrumar as crianças e partimos. Cristina me deu uma carona até o ponto de ônibus e partiu para seu destino.

Cheguei no trabalho antes das sete e meia, e entrei no expediente permanecendo trabalhando até o meio dia, quando fui até a sala da gerência para telefonar para casa, a fim de saber como foi a consulta.

Quando Cristina atendeu mais uma vez percebi sua voz meio embargada, mas desta feita ela já apresentava mais firmeza, mais decisão. Por um instante pensei que ela fosse dizer, novamente, que estava grávida de gêmeos, mas não foi isto que aconteceu. Cristina me disse:

- Marcelo, quando você chegar em casa quero conversar contigo, pois eu tenho uma notícia muito boa para te dar.

Preocupado eu perguntei o que era, mas ela repetiu:

- Deixa eu falar com você em casa, par gente conversar com mais calma.

Ansioso do jeito que sou, insisti.

- Marcelo, a doutora Sandra falou que o nosso filho não precisa mais de fisioterapia!

- Graças a Deus! – Eu disse alto e em bom tom na sala do meu gerente.

Era uma vitória. Meu filho, que aos dezoito meses de idade assistia seu irmão andar enquanto só possuía forças nos braços para deslocar-se, rastejando-se pela casa como um completo paralítico estava andando e liberado da fisioterapia. Não parecia verdade. Fui tomado de uma felicidade muito grande. Em minha mente passou um filme nesta hora.

Lembrei então de Anchieta, da casa, do quintal, da fisioterapia no fundão, do carrinho que não saía pelo corredor forçando minha esposa a pedir ajuda dos estranhos para, ao menos sair de casa. Lembrei de tudo e dei GRAÇAS A DEUS. Hoje digo em alto e bom tom: OBRIGADO MEU DEUS POR TER FEITO MEU FILHO ANDAR.

5.6 – Começou o ano de 2009

No começo deste ano faço minha colação de grau na faculdade. Foram dez anos de tentativas de termino de uma graduação que muito me fez falta.

Há uns dois anos, recebemos na empresa onde eu trabalhava, consultores empresariais envolvidos em um projeto de reestruturação da circulação de capital financeiro em Angola. A missão que estes homens abraçavam era a de instalar os meios necessários para a segurança durante a circulação de papel moeda entre as instituições financeiras e o Banco Central daquele país. Para tal, fazia-se necessário usar de benchmarking (processo de transferência de conhecimento, entre instituições ou pessoas, iniciado mundialmente pela Xérox no século passado), tomando-se por base, desta forma, um modelo utilizado no mundo para adaptação e implantação na economia angolana. O modelo era o sistema brasileiro.

Como parte integrante deste sistema, existia a condução e transporte de valores, que no Brasil é realizada por empresas transportadoras de valores, que transportam, guardam e conduzem de e para o banco central. A empresa onde eu trabalhava, como especializada na formação e treinamento de profissionais de segurança, era conhecida como referencia de qualidade,e seria então, utilizada como modelo para instalação de um centro de formação de profissionais de segurança em Angola.

106

Diário de Lucas – Uma Historia de Superação

Durante os últimos meses fiquei trabalhando, sozinho, no pré-projeto de instalação da escola, pesquisando, modelando cargos, salários, planejando as características dos ambientes segundo a legislação brasileira e adaptando-se a legislação angolana. Depois de algumas noites de sono perdidas, conclui o projeto com todo o cronograma físico-financeiro. O mesmo foi apresentado por um "lobista" ao gabinete da Presidência da Republica daquele país para apreciação. O projeto não foi aprovado, a escola de formação não seria construída. Avaliado em mais de 07 milhões de dólares, não rendeu um só centavo. E eu fiquei com toda a bagagem adquirida.

Por conta de tudo isto me tornei uma referencia na elaboração de projetos na empresa. Em certa ocasião, recebi a mensagem que um senhor com contacto em uma multinacional instalada em Angola, estaria interessado em contratar instrutores de segurança para implantar os serviços de escolta armada e transporte de valores. Fui apresentado ao mesmo e começamos as negociações, que duraram quase um ano. No final, o embarque foi marcado. Nesta época, final do ano de 2008, mais exatamente no mês de novembro, eu estava realizando as provas finais na faculdade. O período de provas seria iniciado em 08 de novembro de 2008 com término em 16 de novembro do mesmo ano. Minha vontade de terminar a graduação era muito grande. No ano anterior eu perdi duas oportunidades de assumir um cargo de chefia por conta de não ter concluído a faculdade. Minha família necessitava de melhorias. Para não ficar reprovado eu deixava de fazer horas extras, que reforçavam significativamente o meu orçamento. Minhas pequenas escolhas não poderiam comprometer as maiores. As escolhas mais superficiais tinham que corresponder às mais profundas.

Minhas provas finais se aproximavam e, justamente na semana anterior ao dia oito (data de inicio das provas finais) ficou definido a data de embarque por parte da empresa angolana. O embarque seria realizado no dia 11 de novembro de 2008. Eu iniciaria os cursos no dia 12 e os finalizaria quinze dias depois, fazendo com que eu perdesse todas as provas a atrasasse a conclusão da graduação por mais seis meses. Além do mais, se eu topasse embarcar, perderia a bolsa de estudos e antão, não conseguiria pagar a graduação, colocando tudo a perder. Por outro lado, se eu fosse para Angola, realizasse a consultoria e selasse um bom relacionamento teria benefícios financeiros muito grandes. O contrato iria me render uns bons dólares e eu poderia melhorar um pouquinho as condições de conforto do Lucas, do Gabriel e do Arthur. Tinha que decidir. De um lado a graduação e de outro o dinheiro. De um lado uma decisão com consequências imediatas e de outro, melhorias de longo prazo, mas duradouras. O que fazer?

Então, faltando uma semana para o início das provas eu fui categórico. Não assinei o contrato para dar aulas em Angola, decidindo por realizar as provas finais.

A semana ainda não tinha terminado, e eu pedia a Deus ter tomado a decisão correta. Ele me deu vários sinais, e esperava ter interpretado da forma correta.

Em casa, Cristina ficava indecisa, me dando apoio, mas demonstrando lá no fundo uma indecisão muito parecida com a minha. Mas a vida não podia ficar parada, muito menos o tratamento do Lucas.

Neste ponto, Lucas começava a falar fases mais compridas e nos surpreendia. Em certa ocasião, quando era arrumado para tomar banho de piscina no quintal – uma piscininha de plástico de dois mil litros que tínhamos – ele perguntou a mãe dele algo contundente:

108

— Mãe, porque eu tenho que usar fraldas? Eu não posso tomar banho de sunga não?

Cristina, que nunca imaginou esconder dele suas deficiências, precisava ser forte e começar a praticar o que havia planejado, e com muito jeito, ela respondeu para ele:

— Filho, você não pode tomar banho só de sunga, porque ainda está aprendo a controlar o xixi. Sabe filho, todos nós temos que aprender alguma coisa a cada dia.

É claro que seu coração estava partido. Quando cheguei do trabalho, Cristina me contou o diálogo com Lucas chorando. Eu, do meu lado, contive a emoção para consolá-la.

Mais um Obstáculo para a Graduação

Era claro que deixava de dar aulas no turno da noite para freqüentar às aulas na faculdade e apesar das dificuldades financeiras eu não lamentava, pois tinha certeza absoluta que após a minha graduação tudo iria melhorar. Eu seguia confiante nisto o tempo todo. Assistia as aulas com cansaço, por ter trabalhado durante todo o dia, mas com muita alegria.

Cheguei para trabalhar cedo naquele dia do mês de outubro de 2008 e fui surpreendido, lá pelas nove horas da manhã, com um chamado do diretor da empresa. Sr. Helder estava acompanhado dos dois donos de uma empresa de segurança que iria implantar um trabalho de segurança pessoal para uma importante autoridade do governo. Eu estava de pé, enfrente aos três, quando fui surpreendido pelo Sr. Helder perguntando:

— Marcelo. Você gostaria de trabalhar na segurança pessoal, em dias alternados, para ganhar um salário muito legal conciliado com suas atividades aqui na empresa?

Então eu perguntei:

— Seria em que horário?

— No horário da noite. Respondeu ele.

Categoricamente, respondi:

— Não. Muito obrigado pela oportunidade, mas eu não posso trancar matricula na faculdade.

Não podia voltar atrás mesmo que fosse para ganhar o dobro.

Dia 15 de Setembro de 2009. O Desemprego

No inicio do ano de 2009 eu já não estava mais suportando todas aquelas dívidas e o momento de estagnação que vivia em minha empresa. O meu diretor então conheceu o gestor de uma empresa especializada em escolta armada, sediada em São Paulo com filial no Rio de Janeiro. Este gestor ocupava o cargo de superintendente e necessitava de alguém para ocupar um cargo de confiança. Precisava de um coordenador que, mais tarde, viria a assumir a gerencia de operações.

Imediatamente meu diretor agendou uma reunião e me apresentou a esta outra empresa, onde eu assumi a coordenação. Nesta ocasião, o Lucas estava precisando de um pouco mais de atenção, pois já enfrentava dificuldades na escola por conta das limitações na coordenação motora fina. Ele acompanhava sua turma nas lições, mas não conseguia escrever as letras e montar as palavras como os

110

coleguinhas. Arthur, cheio de iniciativa e perspicácia, conseguia escrever, montar palavras e realizava movimentos cada vez melhores com o lápis. Pintava sem sair das margens. Escrevia de forma firme e segura, além de identificar todas as letras do alfabeto. Por outro lado, por falta de força muscular localizada, seu irmão Lucas, ficava cada vez mais para trás.

Como eu faria frente a este dilema? Além disto, a perna esquerda do meu filho estava cada vez mais presa, o que dificultava seu deslocamento. Eu não tinha muitas opções, porque precisávamos também de dinheiro.

Ganhávamos fraldas da prefeitura do Rio de Janeiro, fruto de uma ação judicial que determinou a doação de 06 fraldas por dia, entregue em lotes para durar 04 meses – aproximadamente 720 fraldas, ou 40 pacotes de 18 fraldas cada – o que nos faria gastar em torno de 700 reais. Isto sem contar as sondas – que são 720, para o mesmo período de tempo, somando aproximadamente 600 reais – para a retirada da urina pelo menos 06 vezes por dia.

O único problema é que entre uma solicitação e outra, passávamos aproximadamente 01 mês comprando fraldas, até a chegada do pedido e mais 01 mês comprando sondas, até a chegada do outro pedido. Eu não podia deixar faltar dinheiro de forma alguma.

Iniciei então as minhas atividades na outra empresa para ganhar o mesmo que eu ganhava anteriormente, mas com a expectativa de assumir um cargo de gerencia. Neste novo emprego eu era responsável por uma frota de mais de 30 carros, um quadro de mais de 30 vigilantes, 75 policiais que faziam atividades extras e ainda cuidar da renovação do registro profissional de mais de 100 funcionários. Abracei a missão e segui enfrente, mas não tinha tempo algum para minha família. Nos primeiros meses eu chegava em casa no meio da madrugada. Quando chegava em torno das dez horas da noite minha esposa ficava toda feliz, pois comparado aos outros dias eu estava chegando muito cedo.

Nos finais de semana, não era obrigado a cumprir expediente, mas o rádio não parava por nenhuma hora. Foram muitas as ocasiões em que eu tive que sair de casa no meio da noite para cuidar de ocorrências. No final do período de experiência, meu chefe me chamou para uma reunião e me disse que o serviço não estava bom. Aquilo me consumiu ainda mais durante as curtas noites de sono. Acordava no meio da noite preocupado com as pendências e agendamentos de atividades. Tentava a todo o momento administrar a empresa para que problemas não surgissem, mas não tinha jeito. Era uma tempestade de problemas, por conta de uma equipe de trabalho cheia de carências e decisões precipitadas que vinham da diretoria, aumentando a quantidade de situações conflitantes.

Meu vizinho tinha um rádio do mesmo fabricante que o meu. No meio de algumas noites o seu rádio tocava e eu, na minha casa, dava um pulo da cama, assustado, pensando que o meu rádio tinha tocado e não havia percebido. Já estava ficando neurótico.

Certo dia, acordei cedo, conversei com a Cristina e parti para a empresa disposto a pedir desligamento, como fiz. A sensação de alívio foi muito grande. Cheguei em casa confiante que as coisas não iriam piorar. Acreditando que daria mais atenção para os meus filhos, principalmente para o Lucas e que esta conduta seria recompensada com a sua recuperação. Não poderia mais ter um emprego que tomasse tanto tempo, mesmo que fosse para ganhar muito menos. Minha família precisava de um braço forte presente, de pai, de amigo e de companheiro. Minha esposa estava sozinha até então. Ela levava o Lucas para o neurologista, para a fisioterapia, para o nefrologista, para a natação, para a escola, explicava os deveres de casa, dava comida, vestia, e eu não estava participando de nada disto. Até mesmo o carinho era escasso.

16 de setembro de 2009 – A Aula de Natação.

Acordamos cedo, nos arrumamos para prosseguirmos para a aula de natação. Mais uma vez, meus filhos estavam frequentando uma aula que minha esposa arranjou. Com sua iniciativa, Cristina foi soube de um grande clube da Ilha do Governador, a ACM - Associação Cristã de Moços, onde eram realizadas aulas de natação entre outras. As pessoas que frequentavam este clube notava-se que eram de classe média, pois ele possuía mensalidades altas, e por outro lado uma estrutura impressionante. Um ambiente super agradável, que o simples fato de visitá-lo fazia bem a mente. Um clube em uma encosta bem arborizada de frente para uma praia nos limites de uma colônia de pescadores. O ambiente certamente compensava o preço da mensalidade.

Minha esposa, após uma entrevista com a assistente social, conseguiu uma bolsa de estudos para os meus filhos. O desconto era de 100% da mensalidade. Meus filhos poderiam participar de aulas de natação, futebol, judô, ou qualquer outra aula prática sem precisar pagar qualquer centavo. Lucas, Arthur e Gabriel foram matriculados nas aulas de natação e naquela manhã eu estaria assistindo a estas aulas.

Chegamos na ACM em cima da hora. Parei enfrente ao clube e deixei a Cristina, Gabriel e Arthur, o Lucas decidiu vir comigo. Estacionei o carro do outro lado da rua, desembarquei, coloquei o Lucas em meu colo e segui para o clube. Fomos conversando, e Luquinha perguntava:

— Pai você não vai mais trabalhar não?

— Vou sim meu filho, mas em outro lugar.

— Você vai me trazer pra natação todo dia?

— Sim meu filho. Papai vai te levar para natação todos os dias. Então o Lucas me deu um abraço muito apertado no pescoço e respondeu:

— Eu te amo papai.

Neste momento eu apertei o meu filho com tanta força que quase o esmaguei.

Encontramos então o restante da família que ainda estava me aguardando no portão.

Fomos para o vestuário para arrumarmos o Gabriel e o Arthur, pois antes os dois gêmeos participavam da mesma aula. Uma aula só com crianças na faixa de 03 a 05 anos, que passavam pela parte de adaptação na piscina rasa. Lá eles aprenderam a fazer "garrafinha" (soltar o ar pelo nariz embaixo d'água) a bater as perna e começar a flutuar. Lucas e Arthur participavam juntos, mas Arthur desenvolveu-se rapidamente passando para a fase seguinte. Devido à deficiência motora de Lucas, ele não passou de fase permanecendo no período de adaptação, realizando exercício básicos. Apesar de imaginar que seria ruim, esta separação fez muito bem para o Arthur. Enquanto assistia sua aula, pude perceber que ele já estava fazendo boas pernadas e começava a aprender os movimentos para respirar lateralmente. Devemos considerar também que esta separação retirou dos ombros de Arthur a responsabilidade de apoiar o Lucas o tempo todo. Isto impede a sua evolução e precipita um amadurecimento. Realmente o Arthur estava muito bem.

Lucas por outro lado, mostrava-se mais interessado, necessitando apenas de mais exercícios de membros inferiores, onde eu entro. Diariamente tenho que fazer alongamento para a parte posterior e anterior da coxa do Lucas, pois divido a *Mielo* ele não possuía muita força desenvolvida na perna direita, o que fez com que descarregasse muito peso sobre a outra perna. Por causa da escoliose ele precisa fortalecer constantemente seu abdômen. Diariamente terei que fazer exercícios para fortalecer os grupos musculares do abdômen do Lucas a fim de diminuir a força que puxa a coluna para frente. A barriga pesa como se houvesse uma linha que puxa a coluna através do umbigo.

Todos estes fatores estavam comprometendo o deslocamento do Lucas. Sua capacidade de andar estava ficando prejudicada pela progressão da escoliose e da perna esquerda que fazia com que Lucas pisasse corretamente com o pé direito e apenas com a ponta do pé esquerdo.

5.7 – O Retorno aos Exercícios

17 de setembro de 2009 –

Todos os dias pela manhã e pela tarde estamos fazendo exercícios.

Acordamos em torno das oito horas, nos dias em que não tem aula de natação e, após o café da manhã iniciamos exercícios de alongamento e fortalecimento do abdômen. Estes exercícios são a diversão matinal do Lucas. Já com cinco anos ele conversa durante muito tempo, interrogando sobre as atividades do dia seguinte e sobre que são as coisas. Sua fala ainda necessita de melhorias, mas no momento não há como realizarmos consultas no fonoaudiólogo. Estou desempregado, sem plano de saúde e não encontramos vagas nos hospitais públicos. Lucas falava comendo o "R" e o "L" das palavras, mas certamente isto não era relacionado exclusivamente à deficiência, pois seu irmão gêmeo falava da mesma forma.

Alguns exercício causam bastante dor, pois são alongamentos de membros inferiores, principalmente parte anterior e posterior. Também fazemos exercício de abertura de perna, pois sua abertura lateral tem gradação muito baixa. Durante a borboleta, cantamos a musica da borboletinha, enquanto ele faz de conta que bate as asinhas da borboleta com as perninhas. Contagiante, a musica acaba me fazendo cantar também, e daqui a pouco seus irmãos estão acompanhando. Todos cantando a uma única voz:

— "Borboletinha, esta na cozinha, fazendo chocolate para a madrinha, *Poti Poti,* perna de pau, olhinho de vidro e nariz de pica-pau, pau-pau, foi parar na varanda do hospital!"

Lucas se divertia, enquanto eu ia aumentando gradativamente a pressão sobre as suas peninhas.

Ele puxa a perna esquerda, arrastando a ponta do pé no chão enquanto anda, o que faz com que ele tropece constantemente. Por causa desta compensação que faz, Lucas descarrega muito peso sobre a perna esquerda e pouco sobre a perna direita, consequentemente a musculatura da perna esquerda fica muito contraída, ganha força e perde flexibilidade quando comparada à direita.

Durante as aulas de natação ele tem se divertido muito. Agora que estamos fazendo exercícios constantemente, ele consegue deslocar-se sem o auxilio da professora. Vai andando, andando, andando... Sozinho, às vezes apoiando no corrimão, ás vezes se equilibrando sem o auxílio de mais nada. Meu filho anda! Obrigado meu Deus por todos estes milagres.

Sobre o Autor

Marcelo Cordeiro é casado com Cristina e pai de 04 filhos sendo 02 gêmeos, Bacharel em Administração de Empresas com especialização em Gestão de Pessoas, professor de artes marciais e consultor de segurança tendo atuado na gestão e formado profissionais para empresas nacionais e multinacionais. É autor de dezenas de artigos sobre os temas Liderança, Desenvolvimento, Carreira e Captação de Talentos, mas é principalmente um pesquisador do comportamento humano.

MENSAGEM

Esperei com paciência no Senhor, e ele se inclinou para mim e ouviu o meu clamor! Tirou-me dum lago horrível, dum charco de lodo, pôs os meus pés sobre uma rocha, firmou os meus passos;

Salmos 40